Comprendre
les maladies infantiles

Dre Teresa Kilgour

IMPORTANT

Ce livre ne vise pas à remplacer les conseils médicaux personnalisés, mais plutôt à les compléter et à aider les patients à mieux comprendre leur problème.

Avant d'entreprendre toute forme de traitement, vous devriez toujours consulter votre médecin.

Il est également important de souligner que la médecine évolue rapidement et que certains des renseignements sur les médicaments et les traitements contenus dans ce livre pourraient rapidement devenir dépassés.

© Family Doctor Publications 2000-2008
Paru sous le titre original de : *Understanding Children's Illnesses*

LES PUBLICATIONS MODUS VIVENDI INC.
55, rue Jean-Talon Ouest, 2ᵉ étage
Montréal (Québec) Canada H2R 2W8

Directeur général : Marc Alain
Design de la couverture : Catherine Houle
Infographie : Olivier Lamontagne
Traduit de l'anglais par : Marielle Gaudreault

ISBN-13 978-2-89523-527-9

Dépôt légal - Bibliothèque et Archives nationales du Québec, 2008
Dépôt légal - Bibliothèque et archives Canada, 2008

Nous reconnaissons l'aide financière du gouvernement du Canada par l'entremise du Programme d'aide au développement de l'industrie de l'édition (PADIÉ) pour nos activités d'édition.

Gouvernement du Québec — Programme de crédit d'impôt pour l'édition de livres — Gestion SODEC

Imprimé en Chine

Table des matières

L'auteure

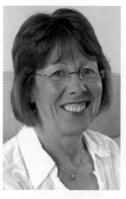

D^{re} Teresa Kilgour est spécialiste en pédiatrie communautaire. Diplômée des Universités St Andrew et Manchester, elle a récemment complété une maîtrise en soin de l'enfant à l'Université Leeds, en Angleterre. Elle œuvre actuellement au sein du réseau du City Hospitals Sunderland, assurant un soutien pédiatrique aux Centres des enfants Sure Start de la région.

Introduction

Être parents n'est pas toujours facile !

En tant que mère de trois garçons et d'une fille, tous nés en un peu moins de six ans, et en tant que médecin œuvrant en pédiatrie communautaire, je ne peux que souscrire à l'opinion qu'être un bon parent est l'une des tâches les plus difficiles du monde.

Il n'existe aucun guide d'utilisation et personne ne vous enseigne comment assumer cette tâche. Les parents doivent avoir tous les talents : savoir cuisiner, tenir maison, laver, repasser, jouer, lire des histoires, enseigner, gérer les comptes, arbitrer les différends et les querelles, coudre comme une couturière, faire le taxi ainsi que tout le reste, et ce, sans la moindre rémunération !

Et comme si ce n'était pas suffisamment difficile, les enfants sont souvent malades, ce qui complique encore plus la tâche du parent parce que ces moments sont toujours synonymes d'angoisse. Prendre soin d'un enfant malade est très exigeant et requiert de la patience et de la compréhension. Les parents font souvent face à trois situations :

1 L'enfant est-il vraiment malade ?
2 Quand doit-on consulter le médecin ?
3 Les enfants réagissent de diverses façons à la maladie.

Comment déterminer
que l'enfant est malade ?

La première difficulté consiste à déterminer si l'enfant est réellement malade. Ce qui est loin d'être évident ; l'enfant semble tantôt mal-en-point, fiévreux et prostré, puis le moment suivant, il gambade partout comme si de rien n'était.

Quand doit-on consulter le médecin ?

La deuxième difficulté est de savoir que faire. Dois-je consulter un médecin ? Dois-je l'amener aux urgences ? Dois-je simplement attendre et voir comment les choses vont évoluer ?

Dans le doute, vaut mieux opter pour la prudence et consulter votre médecin de famille. Surtout dans le cas de nourrissons et d'enfants en bas âge qui ne peuvent décrire leurs symptômes et vous dire comment ils se sentent.

Les enfants réagissent
différemment à la maladie

La troisième difficulté réside dans le fait que les symptômes varient d'un enfant à l'autre et que ceux-ci réagissent différemment à la maladie – par exemple, certains enfants aiment à être réconfortés lorsqu'ils ne se sentent pas bien, alors que d'autres préfèrent qu'on les laisse seuls. Certains enfants ont tendance à rougir alors que d'autres montrent une pâleur inhabituelle.

Les enfants peuvent refuser de manger ou de boire, tousser, renifler ou être à bout de souffle, avoir une éruption cutanée, présenter des symptômes d'abattement ou de prostration ou encore, n'avoir aucun symptôme précis.

Les parents ne sont souvent pas en mesure de poser un diagnostic sur l'enfant qui ne présente aucun symptôme précis, mais ils savent d'instinct qu'il y a quelque chose qui ne tourne pas rond. Il est important de souligner que les périodes de maladies ne durent pas longtemps et qu'elles augmentent la résistance de l'enfant à la maladie.

Structure de ce livre

Ce livre est divisé en chapitre, le premier donne une description générale des infections et de la fièvre, tandis que les six chapitres suivants décrivent les maladies qui affectent les diverses fonctions de l'organisme. Chacun de ces six chapitres commence par une description de l'anatomie de l'appareil en question. Le chapitre huit explore la notion qu'il « vaut mieux prévenir que guérir ».

Tout au long de cet ouvrage, j'explique les termes médicaux que vous avez entendus à l'hôpital ou en consultation afin de démystifier le langage médical. Certains termes médicaux semblent complexes, mais sont souvent bien simples à comprendre.

J'espère que vous parviendrez à une meilleure compréhension des maladies infantiles courantes afin d'amenuiser un tant soit peu votre angoisse.

POINTS CLÉS

■ Soigner un enfant malade est très exigeant et requiert de la patience et de la compréhension.

■ Déterminer qu'un enfant est malade n'est pas toujours évident.

■ Les périodes de maladies passent souvent d'elles-mêmes, mais si vous avez le moindre doute, n'hésitez pas à consulter un médecin.

Infections et fièvre

Causes des maladies infantiles

La plupart des maladies infantiles sont causées par des infections virales et quelques-unes par des infections bactériennes. Ces micro-organismes s'infiltrent dans le corps de diverses façons, mais envahissent le plus souvent l'organisme par les voies respiratoires et la bouche. Ils peuvent aussi pénétrer par une lésion de la peau ou être transmis par la piqûre de puces ou de maringouins.

Les virus

Les virus sont les plus petits organismes pathogènes connus jusqu'ici. Ils ne sont rien de plus qu'une parcelle de matériel génétique recouverte d'une membrane de protéine. Ils doivent, pour se reproduire, envahir une cellule hôte, mais une fois qu'ils y sont parvenus, ils se multiplient rapidement.

Les virus affectent les cellules de diverses façons, par exemple :

- ils peuvent tuer la cellule;
- ils peuvent séjourner dans la cellule pendant un certain temps sans produire d'effets notables et devenir actifs à un moment ultérieur.

L'organisme doit déployer ses mécanismes de défense pour détruire les virus; à quelques exceptions près, les antibiotiques n'ont aucun effet sur les virus. Les infections virales les plus courantes chez les enfants sont celles qui affectent le nez, la gorge et les poumons – la région du corps que l'on appelle « les voies respiratoires supérieures » (voir page 52).

Les virus susceptibles de nous affecter appartiennent à différentes familles et à l'intérieur d'une famille, il existe plusieurs types (souches) du même virus. Par exemple, le virus qui cause le rhume ordinaire prend plusieurs formes et l'organisme, pour le combattre, doit faire appel à des mécanismes de défense adaptés à chacune de ces formes.

Chaque fois que vous êtes infecté, vous devenez immunisé à cette souche en particulier et bâtissez progressivement une résistance aux virus. C'est la raison pour laquelle un enfant peut contracter en moyenne huit rhumes ou plus par année, alors que les adultes en contractent nettement moins.

Les bactéries

Il existe aussi des micro-organismes à cellule unique qui sont plus gros que les virus tout en étant très petits. Les bactéries ont des formes variées qui déterminent le nom des principaux groupes – les bacilles sont en forme de bâtonnet, les coques sont rondes, tandis que les spiralées ont une forme ondulée. Ce ne sont pas toutes les bactéries qui provoquent des infections et notre organisme en contient beaucoup qui ne sont pas pathogènes et dans certains cas, qui sont plutôt bénéfiques. Par exemple, les bactéries des intestins aident à désagréger les aliments et préviennent la prolifération des bactéries nuisibles.

Les différences entre les bactéries et les virus

Les virus et les bactéries sont des organismes microscopiques qui peuvent envahir les cellules de l'organisme.

Les virus

Les virus sont des micro-organismes. Ce sont des parasites, car ils sont dépendants des nutriments contenus à l'intérieur des cellules pour survivre et se reproduire. Un virus est un organisme très simple composé d'un brin de matériel génétique recouvert d'une protéine.

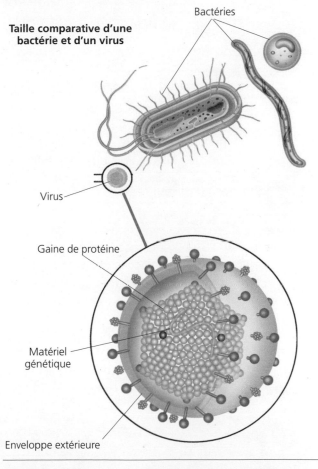

Taille comparative d'une bactérie et d'un virus

Bactéries

Virus

Gaine de protéine

Matériel génétique

Enveloppe extérieure

Les différences entre les bactéries et les virus (suite)

Bactéries

Les bactéries ont trois formes principales : sphérique, ondulée et en forme de bâtonnet. La plupart des bacilles et des bactéries spiralées sont dotés d'un mouvement indépendant grâce à leur flagelle – un appendice qui ressemble à un fouet. Les bactéries qui causent des maladies sont dites pathogènes.

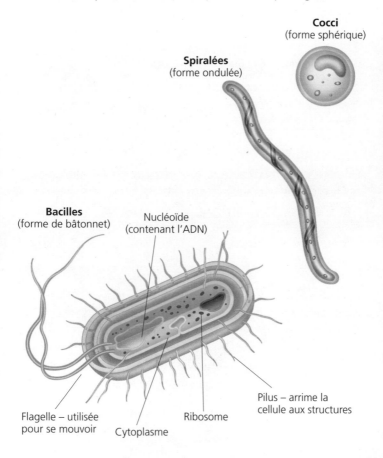

Cocci
(forme sphérique)

Spiralées
(forme ondulée)

Bacilles
(forme de bâtonnet)

Nucléoïde
(contenant l'ADN)

Pilus – arrime la
cellule aux structures

Flagelle – utilisée
pour se mouvoir

Cytoplasme

Ribosome

Les bactéries provoquent la maladie de deux façons :

1 Elles pénètrent dans la cellule par la membrane cellulaire et prolifèrent rapidement à l'intérieur. Les nouvelles bactéries formées rompent la membrane cellulaire et envahissent les autres cellules de l'organisme.

2 Elles sécrètent des substances empoisonnées que l'on appelle des toxines qui provoquent la mort des cellules ou affectent leurs fonctions.

Les infections bactériennes sont souvent plus graves que les infections virales, mais on peut les contrer par la prise d'antibiotiques.

Antibiotiques

Une classe de médicaments que l'on appelle les antibiotiques tue les bactéries en pénétrant dans la cellule et cause leur désintégration en interférant avec le mécanisme qui leur sert à créer leurs parois. Les virus ont une structure plus simple contre laquelle les antibiotiques sont inefficaces.

Une utilisation excessive d'antibiotiques peut causer plus de mal que de bien parce que les bactéries développent une résistance à ces médicaments. Les antibiotiques deviennent alors moins efficaces contre certaines bactéries comme celle du SARM (staphylocoque doré résistant à la méthicilline). Il est donc important de ne recourir aux antibiotiques qu'en cas d'absolue nécessité.

Mécanismes de défense

L'organisme possède de nombreux mécanismes de défense pour freiner l'invasion des micro-organismes. Les globules blancs du sang (qui sont, en fait, transparents) sont la principale composante du système immunitaire de l'organisme.

Comment fonctionnent les antibiotiques

Certains antibiotiques détruisent les bactéries en s'attaquant aux parois de la cellule. D'autres sont d'abord absorbés par la bactérie pour ensuite dérégler ses fonctions vitales comme la synthèse de la protéine.

1. Destruction de la paroi

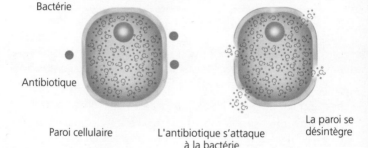

Bactérie

Antibiotique

Paroi cellulaire — L'antibiotique s'attaque à la bactérie — La paroi se désintègre

2. Perturbation de la fonction

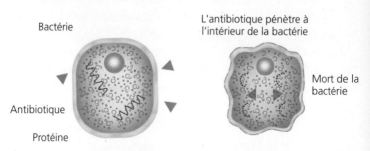

Bactérie

L'antibiotique pénètre à l'intérieur de la bactérie

Antibiotique

Protéine

Mort de la bactérie

Paroi cellulaire — Il perturbe la synthèse de la protéine

Il existe cinq types de globules blancs qui ont tous une fonction différente :

1 Les neutrophiles encerclent les micro-organismes nuisibles et les tuent.

2 Les éosinophiles encerclent aussi les micro-organismes et jouent un rôle important lorsque des micro-organismes de plus grande taille envahissent l'organisme.

3 Les lymphocytes fournissent une défense de première ligne en produisant des anticorps protéiniques adaptés à la bactérie à combattre. Lorsque l'organisme a déjà été infecté par un micro-organisme particulier, le lymphocyte le reconnaît lorsqu'il envahit à nouveau l'organisme et le détruit sur-le-champ. Ce qui explique pourquoi les gens atteints d'une infection virale comme la rougeole développent une immunité et une résistance à une réinfection par le même virus.

4 Les monocytes ont un rôle similaire à celui des neutrophiles, mais ils ont une durée de vie beaucoup plus longue. Ils participent aussi à l'action des lymphocytes.

5 Les basophiles n'encerclent pas à proprement parler les bactéries, mais ils jouent un rôle important dans les réactions allergiques.

Fièvre

La fièvre, soit l'augmentation de la température du corps, est la façon dont notre organisme combat l'infection. La température du sang augmente afin d'éliminer les micro-organismes nuisibles comme les bactéries. La fièvre est l'une des raisons les plus courantes pour lesquelles les parents consultent un médecin. La température normale du corps varie entre 36 et 37 °C (96,8 et 98,6 °F). Une personne fait de la fièvre lorsque sa température corporelle dépasse 37,7 °C (100 °F).

La température varie quelque peu durant la journée, elle est, par exemple, un peu plus basse le matin et un peu plus haute le soir. Elle fluctue aussi, surtout chez les enfants, selon l'ardeur de leurs jeux et de leurs courses et peut-être aussi parce qu'ils sont habillés trop chaudement.

Une température élevée n'est pas en soi une source d'inquiétude; c'est la façon qu'a l'organisme de combattre une infection (voir plus bas).

Prendre la température de l'enfant

Prendre la température de l'enfant n'est pas aussi simple que l'on pense. Les enfants n'aiment pas rester immobiles et s'agiteront et se tortilleront pour vous empêcher de le faire. Il existe une grande variété de thermomètres pour prendre la température des enfants.

Thermomètres à mercure

Autrefois très courants, les thermomètres à mercure sont considérés aujourd'hui comme dangereux en raison de la possibilité que le verre casse et que le mercure, extrêmement toxique, se répande. Les thermomètres à mercure sont aussi de lecture très difficile; il faut être vraiment doué pour les déchiffrer.

Thermomètres électroniques

Les nouveaux thermomètres ont un affichage numérique – soit en Celsius, soit en Farenheit – qui en facilite la lecture. On les place sous l'aisselle et, si l'enfant est plus âgé, sous la langue.

Thermomètres auriculaires

Un thermomètre pour enfant qui combine exactitude et facilité d'emploi. Le thermomètre auriculaire est doté d'une tige que l'on insère dans le canal externe de l'oreille et la lecture ne prend que quelques secondes.

Thermomètres frontaux

Le thermomètre frontal que l'on applique sur le front de l'enfant n'est pas aussi exact que les autres types de thermomètres, mais il est peu coûteux, d'emploi facile et sans danger; il aide le parent à savoir si son enfant fait, oui ou non, de la fièvre.

Traitement de la fièvre

Il existe actuellement une polémique sur la pertinence de faire baisser ou non la fièvre puisque ce mécanisme est l'une des défenses naturelles de l'organisme. Il est probablement préférable de réduire la fièvre de l'enfant si celui-ci se sent trop incommodé. On obtient ce résultat en adoptant les mesures suivantes :

- Habillez-le légèrement : l'enfant ne doit pas être emmitouflé s'il fait de la fièvre. Un maillot, une couche ou une culotte ainsi qu'une couverture légère suffisent.
- Gardez la pièce bien aérée et pas trop chaude; il n'existe aucune preuve à l'effet que rafraîchir l'enfant à l'aide d'un ventilateur soit bénéfique.
- Donnez-lui beaucoup de liquides froids à boire; proposez-lui des glaçons ou des sucettes glacées s'il ne veut pas boire.
- Donnez-lui les doses recommandées selon son âge de paracétamol ou d'ibuprofène (sauf si votre enfant fait de l'asthme – voir page 61). Peu importe lequel

vous lui donnerez, assurez-vous simplement d'utiliser le médicament qui vous est le plus familier et que vous trouvez le plus efficace. La température de l'enfant devrait chuter de 1 °C (2 °F) une à deux heures après l'administration du médicament. Il est possible que sa température ne revienne pas à la normale.

- Il n'est plus recommandé d'éponger l'enfant avec de l'eau tiède.

Important

- Ne donnez pas d'aspirine aux enfants de moins de 16 ans parce qu'il a été démontré que la prise d'aspirine est associée à une maladie rare et très grave qui porte le nom de syndrome de Reye.
- Ne plongez pas l'enfant dans un bain d'eau froide, car les vaisseaux sanguins à la surface de la peau se contracteront et la température du corps risque de s'accroître encore plus.
- Ne donnez pas d'ibuprofène à un enfant qui fait de l'asthme, car ses symptômes risquent de s'aggraver.

Quand faut-il consulter le médecin ?

Si les mesures ci-dessus n'apaisent pas la fièvre et que l'enfant présente l'un des symptômes suivants, vous devrez consulter le médecin :

- La température est supérieure à 39 °C (102 °F)
- Si la fièvre revient après avoir disparu pendant 24 heures
- Si l'enfant a une raideur au cou (s'il ne peut abaisser le menton sur la poitrine)
- Si l'enfant pleure continuellement
- S'il y a des signes de déshydratation, par exemple s'il a toujours soif, si la quantité d'urine est beaucoup

Prendre la température de l'enfant

Habituellement, les parents savent quand leur enfant fait de la fièvre – le front et le corps sont anormalement chauds. Il existe diverses façons de prendre la température de l'enfant.

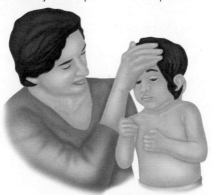

1. Thermomètre électronique
que l'on place sous l'aisselle ou sous la langue

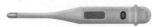

Utilisation d'un thermomètre électronique

2. Thermomètre frontal
une bande que l'on place sur le front de l'enfant

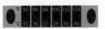

3. Thermomètre auriculaire
dont on insère l'extrémité dans l'oreille de l'enfant – une façon sûre et très facile

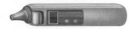

Utilisation d'un thermomètre auriculaire

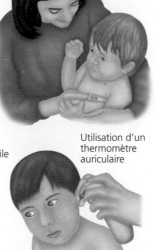

plus faible que d'habitude, si sa fontanelle (la partie molle au sommet de la tête des bébés) est enfoncée ou s'il a les lèvres et la bouche sèches

- Si l'enfant ne veut pas s'allonger
- S'il a des difficultés à respirer
- Si l'enfant manque de tonus musculaire
- Si une éruption cutanée de couleur violacée ou rouge se déclare à un endroit quelconque sur le corps de l'enfant
- Si l'enfant est anormalement somnolent
- Si vous avez le moindre doute

Convulsion fébrile

Connues aussi sous le nom de crises hyperpyrétiques, les convulsions fébriles sont des crises provoquées par une élévation de la température chez les jeunes enfants – entre six mois et cinq ans – et affectent environ un enfant sur 25.

La convulsion semble être une réaction à l'augmentation rapide de la température et se traduit par une poussée anormale d'activité électrique dans les cellules du cerveau de l'enfant. Ces crises sont particulièrement courantes chez les jeunes enfants de quinze mois à trois ans et demi.

Toutes les maladies qui provoquent de la fièvre peuvent déclencher des convulsions, mais il semble que les infections qui affectent les voies respiratoires supérieures comme les oreilles et la gorge soient celles qui les déclenchent le plus souvent. Les convulsions se produisent la plupart du temps au début de la maladie.

Comment administrer un médicament aux jeunes enfants

La plupart des médicaments sont vendus avec un accessoire de mesure – une cuillère-mesure ou une seringue, par exemple.

Avec une seringue

Une seringue à médicament stérilisée est très utile pour administrer un médicament aux très jeunes enfants. Insérez le tube dans le liquide et aspirez la dose requise de médication. Faites gicler le médicament à l'intérieur de la joue de l'enfant pour éviter qu'il ne s'étouffe.

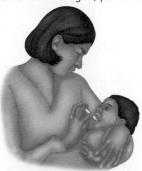

Avec un compte-gouttes

Mesurez la dose avec une cuillère et remplissez ensuite le compte-gouttes.

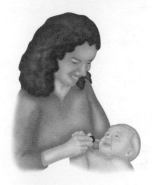

Avec une cuillère

Cette méthode peut s'avérer un peu plus pénible, mais même les petits bébés acceptent de prendre un médicament à la cuillère.

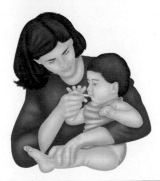

Comment reconnaître une convulsion fébrile

L'enfant perd habituellement conscience pendant une convulsion fébrile. Les bras et les jambes de l'enfant se raidissent, puis s'animent de mouvements désordonnés. Ses yeux se révulsent. Sa respiration devient superficielle et irrégulière, ce qui peut provoquer un bleuissement des lèvres. La plupart des convulsions fébriles durent environ une minute ou deux. Une fois la crise terminée, l'enfant dort habituellement d'un sommeil profond pendant plusieurs heures.

Bien que ces crises soient très éprouvantes pour les parents, la plupart ne sont pas graves et l'enfant se rétablira complètement. Toutefois, d'autres crises peuvent se produire si l'enfant contracte une maladie qui s'accompagne de fièvre; environ 30 pour cent des enfants auront de nouvelles convulsions.

Il y a certains facteurs qui augmentent la probabilité que ces crises deviennent récurrentes :

- Si la première convulsion se produit avant l'âge de 15 mois
- Si un autre membre de la famille (tant les parents que les enfants) a déjà eu des convulsions fébriles
- Si l'enfant souffre souvent de maladies fébriles

Convulsions et épilepsie

On conçoit l'anxiété des parents à l'idée que leur enfant, qui a eu une ou plusieurs convulsions, puisse devenir épileptique. Le risque est très faible, seul 1 pour cent des enfants qui ont eu des convulsions souffriront d'épilepsie comparativement à 0,4 pour cent des enfants qui n'ont jamais eu de convulsions fébriles et qui deviendront épileptiques à l'âge adulte. Cette tendance chez la plupart des enfants s'atténue avec l'âge;

il est très rare qu'un enfant de plus de six ans souffre de convulsions fébriles.

Traitement des convulsions fébriles

Il est impérieux que les parents conservent leur calme et observent les consignes suivantes :

- Ne pas chercher à retenir l'enfant pendant la crise.
- Ne rien lui mettre dans la bouche.
- Retirer tout objet de la bouche qui pourrait obstruer la respiration.
- Retirer tout objet dur ou pointu autour de l'enfant qui pourrait le blesser.
- Pour éviter qu'il ne s'étouffe, l'enfant doit être placé sur le flanc lorsque la crise est terminée.
- Si la convulsion n'est pas terminée au bout de trois minutes, faire immédiatement appel à de l'aide médicale.
- Lorsque la convulsion prend fin, tenter d'abaisser la température de l'enfant.
- Si la convulsion n'est pas terminée EN MOINS de cinq minutes, appeler le 911.

Après une convulsion fébrile, allonger l'enfant sur le côté, en repliant le bras et la jambe du dessus à un angle de 90°, incliner légèrement sa tête vers l'arrière afin de libérer les voies respiratoires et éviter qu'il ne s'étouffe.

Prévenir les convulsions fébriles subséquentes

Il est habituellement conseillé de tenter de réduire la température de l'enfant lorsqu'il est malade, mais rien ne nous permet de conclure que cette mesure diminuera la possibilité que de nouvelles convulsions se produisent. Toutefois, l'enfant se sentira bien mieux si sa température diminue; cette mesure nous semble donc de bon aloi (voir page 19).

Les enfants qui ont tendance à avoir des convulsions fébriles n'ont pas nécessairement besoin d'être admis à l'hôpital chaque fois qu'ils ont une crise. Ils devront être admis à l'hôpital seulement s'ils présentent les signes d'une infection sous-jacente grave comme la méningite.

POINTS CLÉS

- La plupart des maladies infantiles sont d'origine virale.

- En général, les antibiotiques n'ont aucun effet sur les virus.

- Les infections bactériennes provoquent des maladies plus graves que les infections virales, par contre, les antibiotiques sont efficaces pour les détruire.

- La température normale du corps se situe entre 36 et 37 °C (96,8 et 98,6 °F); une personne fait de la fièvre lorsque sa température dépasse 37,7 °C (100 °F).

- Le traitement de la fièvre requiert quelques mesures pratiques bien simples.

- Certains enfants ont des convulsions fébriles lorsqu'ils font de la fièvre; ces convulsions sont quelquefois récurrentes.

Les yeux,
les oreilles,
le nez et la gorge

Affections courantes

Les conjonctivites, les maux de gorge, les otites, les nez qui coulent et la perte intermittente de l'audition sont toutes des affections extrêmement courantes chez les enfants. Il est important que vous connaissiez la structure des yeux, des oreilles, du nez et de la gorge et de leurs interrelations anatomiques étroites pour comprendre ces symptômes et aussi, savoir comment et pourquoi une infection peut rapidement mener à une autre.

Les yeux : conjonctivites

Cette affection est une inflammation de la conjonctive, la fine membrane qui tapisse et protège la surface de l'œil et l'intérieur des paupières. Elle survient habituellement de façon assez soudaine, souvent dans un seul œil avant de se propager à l'autre, parce que l'enfant en frottant l'œil atteint, touche ensuite à l'autre.

Anatomie de l'oreille, du nez et de la gorge

L'oreille, le nez et la gorge sont tous interconnectés, une infection à l'un ou l'autre de ces sites se transmet rapidement à une autre région.

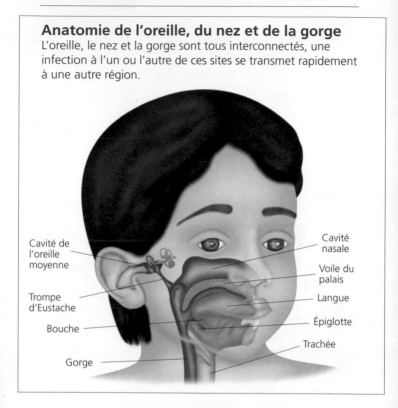

Cavité de l'oreille moyenne

Trompe d'Eustache

Bouche

Gorge

Cavité nasale

Voile du palais

Langue

Épiglotte

Trachée

La conjonctivite peut être d'origine virale ou bactérienne ou, encore, résulter d'une réaction allergique à un irritant.

La conjonctivite d'origine bactérienne est habituellement causée par une bactérie de la famille des staphylocoques, le pneumocoque (*Streptococcus pneumoniae*) ou le bacille de Pfeiffer (*Haemophilus influenzae*). La conjonctivite d'origine virale, généralement associée aux infections des voies respiratoires supérieures, est causée la plupart du temps par un adénovirus. La conjonctivite allergique est un symptôme fréquent du rhume des foins.

Symptômes de la conjonctivite

- Rougeur de l'œil : Les vaisseaux sanguins qui irriguent le blanc de l'œil deviennent très apparents.
- Les paupières enflent.
- Malaise : L'œil pique et les adultes parlent d'une sensation de brûlure, de rugosité.
- Viscosité autour des paupières : Des sécrétions s'accumulent autour des paupières et au réveil, les paupières de l'enfant restent souvent collées; l'écoulement peut être épais et jaunâtre ou d'aspect clair et aqueux.
- Parfois l'enfant se plaindra que la lumière lui fait mal aux yeux (photophobie).

Traitement de la conjonctivite

La conjonctivite d'origine bactérienne ou virale est extrêmement contagieuse. Lavez-vous soigneusement les mains après avoir touché ou essuyé l'œil afin d'éviter que l'infection ne se propage. Ne laissez pas votre enfant partager ses serviettes et ses débarbouillettes avec d'autres et changez les taies d'oreiller quotidiennement. Gardez votre enfant à la maison, ne l'envoyez pas au service de garde ou à l'école pendant la période aiguë de l'infection, lorsque ses yeux sont rouges et irrités.

Traitement de la conjonctivite allergique

Donnez-lui des gouttes antiallergiques pour atténuer les symptômes. Comme il en existe une panoplie sur le marché, vaut mieux demander l'avis de votre pharmacien. Si l'œil devient de plus en plus rouge ou douloureux, communiquez avec votre médecin.

La structure de l'œil

Chaque œil est de forme sphérique dont seule une petite partie est visible. Les yeux sont protégés dans le crâne par les orbites de l'œil.

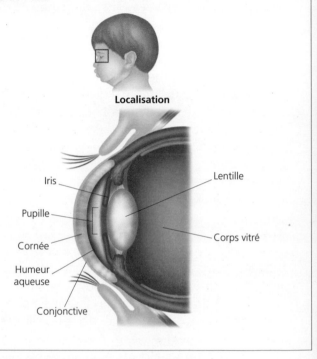

Localisation

Iris

Pupille

Cornée

Humeur aqueuse

Conjonctive

Lentille

Corps vitré

Traitement de la conjonctivite virale

Il n'y a généralement pas de traitement pour la conjonctivite virale, à moins qu'elle ne soit causée par le virus de l'herpès, si tel est le cas, vous pourrez utiliser des gouttes antivirales. Il pourrait être utile de baigner les yeux avec de l'eau bouillie et refroidie, mais vous devrez faire très attention à ne pas propager l'infection. Lavez soigneusement vos mains et vos ongles avant et après chaque traitement.

Traitement de la conjonctivite bactérienne

Cette conjonctivite doit être soignée à l'aide de gouttes ou d'onguent antibiotiques. Bien que la conjonctivite bactérienne soit une maladie à guérison spontanée qui n'a pas de conséquences graves, l'emploi de gouttes antibiotiques accélérera le processus de guérison. Si les symptômes ne se résorbent pas avec le traitement, un prélèvement devra être effectué et envoyé au laboratoire pour analyse afin que l'antibiotique approprié puisse être prescrit.

La conjonctivite du nouveau-né

La conjonctivite chez un nouveau-né doit être soignée immédiatement pour éviter des séquelles à long terme.

Cette conjonctivite peut découler d'une infection vaginale de la mère qui aura été transmise aux yeux du bébé pendant l'accouchement. Cette forme de conjonctivite est habituellement causée par des infections transmissibles sexuellement (ITS) comme les infections par le chlamydia ou la gonorrhée.

Les oreilles

Les oreilles sont les organes de l'audition et de l'équilibre. L'oreille comprend trois parties fonctionnelles : l'oreille externe dirige les ondes acoustiques vers le tympan; l'oreille moyenne transmet les vibrations du tympan à l'oreille interne; et l'oreille interne elle-même. Cette dernière convertit les vibrations en impulsions nerveuses que le cerveau sera en mesure de décoder ; l'oreille interne contient, en outre, les organes responsables de l'équilibre.

Les infections des oreilles sont très répandues chez les enfants. Elles affectent toutes les parties de l'oreille et les symptômes varient en fonction de l'endroit où l'infection se situe.

L'oreille externe

Elle est constituée du pavillon de l'oreille – la partie visible de l'oreille – et du conduit auditif externe. Ce tube est d'une longueur d'environ 4 cm (2 po) et est tapissé d'une peau qui contient plusieurs glandes cérumineuses. Le conduit se termine au tympan, une membrane translucide de forme ovale qui sépare l'oreille externe de l'oreille moyenne.

L'oreille moyenne

Cette portion de l'oreille est remplie d'air et contient une chaîne de trois osselets reliée au tympan : le malléus (le marteau), l'incus (l'enclume) et le stapès (l'étrier); la fonction de ces osselets est de transmettre les vibrations du tympan à l'oreille interne grâce à une structure que l'on appelle la fenêtre ovale.

Trompe d'Eustache

Ce conduit relie l'oreille moyenne à l'arrière du nez et de la gorge. Il permet à l'air de circuler dans l'oreille moyenne et peut faciliter la transmission d'une infection de la gorge à l'oreille moyenne.

L'oreille interne

L'oreille interne est constituée de deux parties importantes : la cochlée et les canaux semi-circulaires. La cochlée est un tube osseux en forme de spirale qui se divise en trois canaux dont l'un contient le récepteur de l'audition. Ce récepteur transforme les vibrations de l'oreille moyenne en signaux électriques. Les nerfs transportent ces signaux au cerveau où ils sont décodés.

La structure de l'oreille

L'oreille est une partie remarquable du corps qui détecte les sons et qui est responsable de l'équilibre. Elle se divise en trois parties : l'oreille externe, moyenne et interne.

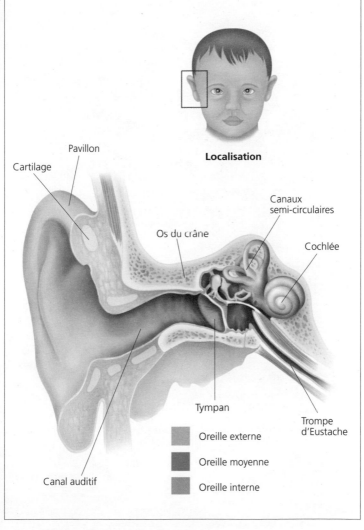

Localisation

Pavillon

Cartilage

Os du crâne

Canaux semi-circulaires

Cochlée

Tympan

Trompe d'Eustache

Canal auditif

Oreille externe

Oreille moyenne

Oreille interne

L'oreille externe

L'oreille externe est composée d'un canal d'une longueur d'environ 4 cm (2 po) dont l'extérieur (le tiers du canal) est tapissé de poils et dont l'intérieur (les deux tiers) a une paroi osseuse recouverte d'une mince couche de peau.

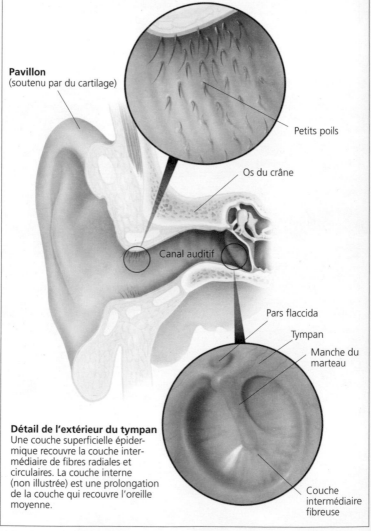

Pavillon
(soutenu par du cartilage)

Petits poils

Os du crâne

Canal auditif

Pars flaccida

Tympan

Manche du marteau

Détail de l'extérieur du tympan
Une couche superficielle épidermique recouvre la couche intermédiaire de fibres radiales et circulaires. La couche interne (non illustrée) est une prolongation de la couche qui recouvre l'oreille moyenne.

Couche intermédiaire fibreuse

L'oreille moyenne

L'oreille moyenne est une cavité remplie d'air qui contient trois petits os (osselets) articulés les uns avec les autres qui retransmettent les vibrations du tympan à l'oreille interne.

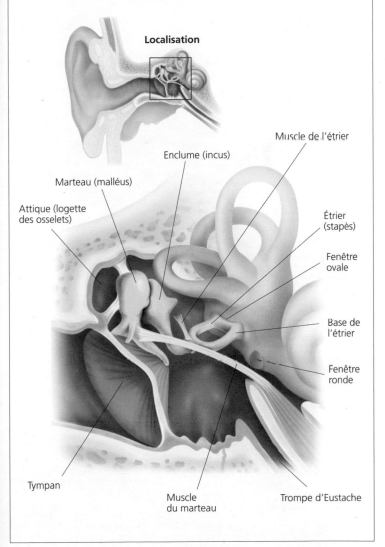

Localisation

Muscle de l'étrier

Enclume (incus)

Marteau (malléus)

Attique (logette des osselets)

Étrier (stapès)

Fenêtre ovale

Base de l'étrier

Fenêtre ronde

Tympan

Muscle du marteau

Trompe d'Eustache

L'oreille interne

Les portions de l'oreille interne qui régissent l'équilibre détectent tout mouvement de la tête que ce soit en ligne droite ou d'un côté ou de l'autre.

Canaux semi-circulaires

Les trois canaux semi-circulaires se situent à angle droit les uns des autres. Les canaux sont remplis de liquide et chacun d'entre eux contient un organe sensoriel appelé crête acoustique, enchâssé dans la cupule.

Lorsque la tête bouge, le liquide dans les canaux déplace la cupule, stimulant ainsi les nerfs de la crête acoustique.

Localisation

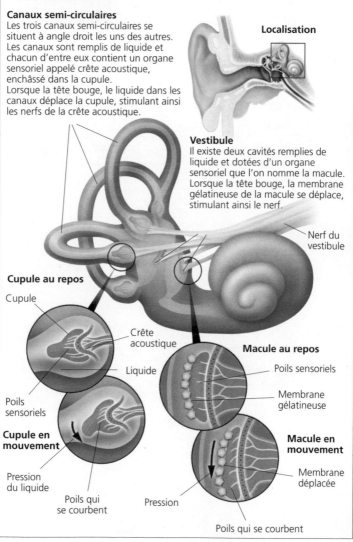

Vestibule

Il existe deux cavités remplies de liquide et dotées d'un organe sensoriel que l'on nomme la macule. Lorsque la tête bouge, la membrane gélatineuse de la macule se déplace, stimulant ainsi le nerf.

Nerf du vestibule

Cupule au repos

Cupule

Crête acoustique

Liquide

Poils sensoriels

Cupule en mouvement

Pression du liquide

Poils qui se courbent

Macule au repos

Poils sensoriels

Membrane gélatineuse

Macule en mouvement

Membrane déplacée

Pression

Poils qui se courbent

L'examen de l'oreille

Le médecin ou l'infirmière se servira d'un otoscope pour examiner les oreilles de votre enfant. L'instrument est doté d'un faisceau lumineux et d'une lentille grossissante.

Otoscope

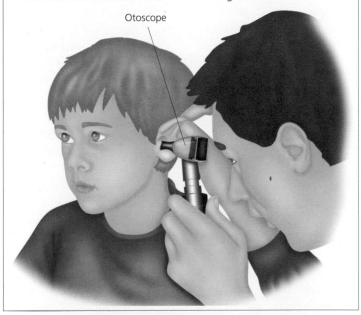

Les canaux semi-circulaires sont remplis de liquide et servent à détecter les positions du corps et à établir l'équilibre.

L'examen de l'oreille

Le médecin examinera l'oreille de votre enfant à l'aide d'un instrument appelé otoscope (ou auriscope). Doté d'un faisceau lumineux et d'une lentille grossissante, l'otoscope permet au médecin d'examiner en détail le conduit auditif et le tympan. Le médecin tirera le pavillon de l'oreille vers le haut et vers l'arrière pour redresser le conduit auditif afin de mieux apercevoir le tympan.

Otite externe

C'est le terme employé pour décrire une inflammation du conduit auditif externe; on parle d'otite moyenne lors de l'inflammation de l'oreille moyenne. (Otite est un terme dérivé du latin qui signifie oreille.) L'inflammation de l'otite externe est souvent accompagnée d'une infection mais pas dans tous les cas. Cette affection aggrave l'eczéma et se retrouve souvent parmi les nageurs parce que l'eau de la piscine augmente les risques d'infecter le conduit auditif.

Le fait de gratter l'intérieur de l'oreille avec l'ongle ou un coton-tige peut aussi provoquer une otite externe, vous devez donc faire preuve d'une grande délicatesse lorsque vous touchez les oreilles d'un bébé. L'otite externe se traduit dans l'oreille affectée par des démangeaisons, des douleurs et parfois des écoulements. L'infection peut être d'origine bactérienne, virale ou fongique.

Traitement de l'otite externe

Des gouttes auriculaires selon la nature de l'infection seront prescrites. Si l'infection est d'origine bactérienne, les gouttes contiendront un antibiotique, si elle est d'origine fongique, un antifongique.

Pour soulager les douleurs et s'il s'agit d'une otite externe d'origine virale, le paracétamol pourrait être le seul traitement disponible. L'inflammation disparaît habituellement au bout de quelques jours.

Otite moyenne aiguë

L'otite moyenne aiguë est une inflammation de l'oreille moyenne qui se traduit par un épanchement de liquide à l'intérieur de l'oreille moyenne. C'est une maladie très courante et des études ont montré qu'à l'âge de un an,

60 pour cent des enfants auront subi au moins une infection de l'oreille moyenne. Vers l'âge de trois ans, 30 pour cent des enfants auront vu le médecin pour cette affection.

L'otite moyenne est causée la plupart du temps par une infection virale ou bactérienne qui s'est propagée par le biais de la trompe d'Eustache, du nez ou de la gorge à la suite d'un rhume ou d'un mal de gorge.

L'otite moyenne aiguë se retrouve plus souvent chez les garçons et les enfants qui ont des antécédents familiaux d'infections fréquentes des oreilles. D'autres groupes d'enfants sont particulièrement à risque, notamment ceux qui vivent dans des foyers où l'on fume, ceux qui ont des sucettes ou qui sont nourris au biberon (bien que l'on ignore pourquoi) ainsi que ceux qui ont déjà eu des végétations adénoïdes, des amygdalites ou des crises d'asthme.

Cette affection de l'oreille est douloureuse parce que les tissus qui tapissent l'oreille moyenne sont inflammés. L'inflammation est souvent accompagnée de fièvre. Les jeunes enfants sont, en général, en piteux état et se tirent les oreilles, ce qui semble augmenter leur douleur. Une perte auditive partielle et des écoulements provenant de l'oreille affectée peuvent s'ensuivre.

Traitement de l'otite moyenne aiguë

Le paracétamol (ou l'ibuprofène) peut abaisser la fièvre de l'enfant et soulager la douleur.

Le médecin prescrira des antibiotiques s'il croit que l'infection est d'origine bactérienne. À la suite d'une infection bactérienne, du pus s'accumule généralement dans l'oreille moyenne, ce qui se détecte facilement avec un otoscope. Mais dans environ 80 pour cent des cas, l'enfant se rétablit au bout d'environ trois jours sans avoir pris d'antibiotiques. Les complications sont rares chez les enfants par ailleurs en bonne santé.

Perforation du tympan

Quelquefois, si l'infection ne semble pas vouloir se résorber, le liquide continue de s'accumuler dans cet espace limité qu'est l'oreille moyenne; l'augmentation de la pression provoque l'éclatement du tympan et le pus s'écoulera alors par le conduit auditif externe. On dira alors que le tympan a été « perforé ».

Traitement du tympan perforé

Ces déchirures se cicatrisent souvent d'elles-mêmes, mais si l'audition de l'enfant est affectée ou s'il a des infections aux oreilles à répétition, une intervention chirurgicale s'impose pour réparer le tympan. L'enfant, sous anesthésie générale, devra passer une nuit à l'hôpital. Après l'intervention, une compresse trempée dans une solution antiseptique est insérée dans le conduit auditif et y demeurera de deux à trois semaines, le temps que le tympan guérisse. Un tampon d'ouate retenu par un bandage est installé sur l'oreille.

Otite purulente

Aussi connue sous le nom d'otite muqueuse à tympan, l'otite purulente est un type d'otite moyenne qui se caractérise par un épanchement ou une accumulation de liquide dans l'oreille moyenne sans aucun signe d'infection.

L'otite peut durer une courte période de temps sans causer beaucoup de problème ou elle peut se prolonger. C'est une maladie répandue et il a été démontré qu'en tout temps, 5 pour cent des enfants âgés de deux à quatre ans souffrent d'une perte auditive persistante

Tympan perforé

Un trou ou une déchirure à la membrane, qui sépare l'oreille externe de l'oreille moyenne, sont habituellement causés par une infection aiguë de l'oreille moyenne.

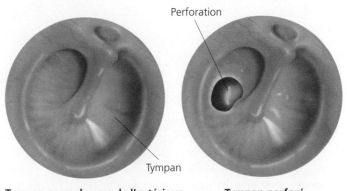

Perforation

Tympan

Tympan normal – vue de l'extérieur   **Tympan perforé**

bilatérale (affectant les deux oreilles) liée à l'otite muqueuse à tympan.

Les enfants sont souvent aux prises avec des problèmes liés à l'oreille moyenne parce que leurs trompes d'Eustache sont plus courtes et plus étroites que celles des adultes. Les végétations adénoïdes et les infections fréquentes des voies respiratoires supérieures favorisent le blocage des trompes d'Eustache. Une fois que ces dernières sont bloquées, l'air ne circule plus librement dans l'oreille moyenne et le liquide qu'elle contient s'épaissit et devient visqueux comme de la gélatine.

Lorsque ce phénomène se produit, les trois osselets situés dans l'oreille moyenne deviennent incapables de vibrer librement, limitant ainsi leur mouvement. L'enfant souffre alors d'une légère perte auditive connue sous le nom de perte auditive de transmission.

Les enfants qui en sont atteints demanderont que le volume de la télévision soit augmenté ou s'assoiront très près de l'appareil. Ils peuvent manquer de concentration et éprouver des difficultés scolaires. Ils se fatiguent rapidement et deviennent irritables, ont des difficultés d'élocution qui donnent lieu à des problèmes de comportement.

Traitement de l'otite purulente

Cette affection se résorbe habituellement d'elle-même, sans traitement. L'acuité auditive de l'enfant qui en est atteint varie au gré des jours, tâchez d'être patient et compréhensif à son égard. Si votre enfant fréquente l'école, il est important d'en discuter avec son professeur afin que certaines mesures soient prises comme de placer l'enfant plus près du professeur pour s'assurer qu'il entende bien lorsque celui-ci donne le cours. Il est important d'adopter les simples règles suivantes lorsque vous vous adressez à lui :

- Parlez-lui clairement sans crier.
- Regardez-le dans les yeux lorsque vous lui parlez.
- Minimisez les bruits de fond autant que possible lorsque vous parlez à votre enfant.
- Parlez-lui du côté où il entend le mieux.

Les enfants atteint de perte auditive de transmission doivent faire preuve de beaucoup de prudence lorsqu'ils traversent une intersection, car ils ne sont peut-être pas en mesure d'évaluer avec justesse la distance ou la direction des autos qui circulent.

Chirurgie de l'otite purulente

Si l'enfant souffre des effets négatifs de l'otite purulente, il faudra consulter un oto-rhino-laryngologiste (ORL) qui déterminera s'il devra subir ou non une chirurgie.

L'otite purulente constitue l'une des causes les plus courantes de chirurgie chez les enfants.

Si une intervention chirurgicale s'avère nécessaire, elle est généralement pratiquée sous anesthésie générale légère, ne nécessitant qu'une journée d'hospitalisation. Cette intervention s'appelle la paracentèse du tympan. Le chirurgien perce un petit trou dans le tympan, retire tout le liquide de l'oreille et insère un petit tube de plastique, un drain, dans l'ouverture pratiquée. Le drain demeure dans le tympan de six mois à un an. Éventuellement, le tympan, en cicatrisant, le rejettera à l'extérieur et le tympan aura retrouvé son intégrité.

Après l'intervention, le suivi de l'enfant opéré sera effectué en clinique externe. Si les drains tombent trop tôt ou si l'enfant continue à avoir des problèmes, ils devront être réinsérés.

À la suite d'une paracentèse du tympan, il est important que les oreilles de l'enfant soient gardées bien au sec. Il devra se servir de bouchons d'oreille lorsqu'il se baigne, prend sa douche ou qu'il se lave les cheveux. Si l'oreille de l'enfant continue à couler, consultez votre médecin de famille, une infection pourrait en être la cause.

Voyage aérien

Au cours des voyages en avion, beaucoup d'adultes et d'enfants éprouvent des douleurs aux oreilles. Lorsque soumise à des changements de pression, la trompe d'Eustache doit ajuster la pression de l'oreille moyenne à celle de l'environnement immédiat. Les cabines pressurisées des avions rendent ce phénomène particulièrement difficile au décollage et à l'atterrissage. Ce problème est intensifié si la personne souffre d'une infection des voies respiratoires supérieures parce que

Otite purulente

Normalement, l'oreille moyenne est remplie d'air. Si la trompe d'Eustache ne fonctionne pas adéquatement, l'oreille moyenne se remplit de mucosités. Si cette affection persiste, on parle d'otite purulente.

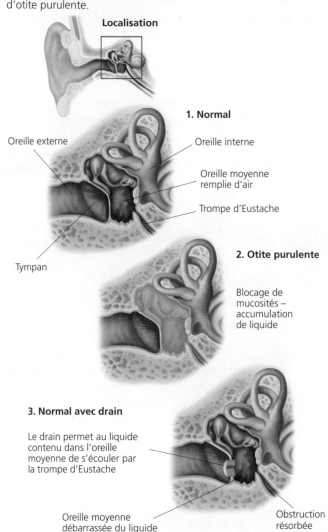

Localisation

1. Normal

Oreille externe

Oreille interne

Oreille moyenne remplie d'air

Trompe d'Eustache

Tympan

2. Otite purulente

Blocage de mucosités – accumulation de liquide

3. Normal avec drain

Le drain permet au liquide contenu dans l'oreille moyenne de s'écouler par la trompe d'Eustache

Oreille moyenne débarrassée du liquide

Obstruction résorbée

ses trompes d'Eustache sont souvent obstruées. Il est possible d'ajuster la pression de l'oreille moyenne en bâillant, en avalant ou en mâchant.

Aucune étude ne permet de conclure que les décongestionnants donnés aux enfants sont efficaces bien qu'ils semblent être d'une certaine efficacité chez les adultes.

Problèmes d'audition
Clinique d'audiologie

Si l'audition de votre enfant pose problème, il devra passer des tests dans une clinique d'audiologie. Il existe plusieurs manières de tester l'audition d'un enfant qui varient selon son âge. Une fois que les tests auront été administrés et que le médecin aura recueilli tous les renseignements pertinents, celui-ci examinera de nouveau les oreilles de l'enfant à l'aide d'un otoscope.

Audiométrie des enfants
de plus de quatre ans

Ces enfants sont testés à l'aide d'un audiomètre. L'enfant, muni d'écouteurs, entend des sons précis émis par l'appareil et doit frapper sur la table chaque fois qu'il perçoit un son. Les réponses de l'enfant seront ensuite mises en graphique. Ce graphique porte le nom d'audiogramme.

Cet audiogramme aide le médecin ou l'audiologiste à évaluer si l'audition de l'enfant est moins bonne que la normale et s'il y a perte d'audition, l'audiogramme quantifiera sa gravité. Le test indiquera de plus si cette perte auditive a été causée par une otite purulente ou par une dysfonction du nerf qui relaie les impulsions électriques de l'oreille au cerveau.

Un test d'audiométrie vocale est parfois pratiqué par le médecin. Ce dernier se place à une distance convenue de l'enfant et prononce un certain nombre de mots à voix basse que l'enfant doit répéter. Chaque fois que l'enfant les répète correctement, des points lui seront accordés.

Audiométrie des enfants de moins de quatre ans

Les enfants de moins de quatre ans sont plus difficiles à tester avec exactitude. On emploie le test des jouets de McCormick pour déterminer l'acuité auditive des enfants de trois ans. On demande à l'enfant de nommer les jouets qui sont placés devant lui et qui ont des noms à consonance semblable.

On demande à l'enfant de montrer le jouet que le médecin nomme, d'abord avec une voix normale puis à voix basse. L'enfant réussit le test lorsqu'il montre de façon systématique le bon jouet lorsque le médecin lui parle à voix basse.

Les enfants de moins de trois ans seront soumis à un simple test vocal. L'enfant, à qui on aura donné un petit bloc, sera assis sur une chaise basse près de son parent pendant que le médecin, placé à un mètre lui demande : « Dépose-le sur la table », « donne-le à maman ». Un autre test consiste à demander à l'enfant de placer une cheville dans un panneau alvéolé chaque fois qu'il entend un son spécifique.

Tympanométrie

Le dernier test sera effectué à l'aide d'un instrument appelé tympanomètre. Ce test renseigne le médecin sur le fonctionnement de l'oreille moyenne. Le processus, indolore, ne prend qu'une minute ou deux à compléter.

Tympanométrie

Les tests tympanométriques mesurent les propriétés conductrices du son de l'oreille moyenne. On augmente et diminue la pression dans le conduit de l'oreille tandis que des ondes sonores sont projetées dans l'oreille. Le tympan réfléchit le son qui est mesuré et reporté sur une courbe graphique.

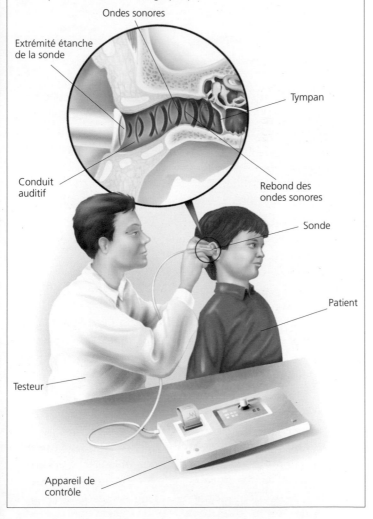

Ondes sonores

Extrémité étanche de la sonde

Tympan

Conduit auditif

Rebond des ondes sonores

Sonde

Patient

Testeur

Appareil de contrôle

Une sonde est placée dans le conduit de l'oreille, celle-ci émet des sons qui se répercutent sur le tympan et sont captés par un microphone. En même temps, les pressions dans l'oreille varient et le schéma de ces variations est enregistré; ce dessin graphique constitue ce que l'on appelle un tympanogramme. Le tympanogramme sert à déterminer si le tympan vibre normalement et, conséquemment, à détecter la présence de liquide dans l'oreille moyenne.

Dépistage néonatal des troubles de l'audition

Un petit nombre de bébés naissent avec des troubles de l'audition et il est crucial de les dépister le plus tôt possible. En 2005, un nouveau test de dépistage très simple a été implanté dans la plupart des régions de Grande-Bretagne. Au Canada, certaines provinces ont mis sur pied des programmes de dépistage systématique.

Le test est effectué dans les premières semaines de la vie du nourrisson. Il est indolore et ne prend que quelques minutes.

Un technicien spécialisé en audiométrie place un petit instrument dans l'oreille du bébé qui émet de petits cliquetis. À l'aide d'un ordinateur, le technicien vérifie la réaction du bébé aux sons émis. Si l'enfant réagit fortement à ces otoémissions acoustiques provoquées (OEA), il est peu probable qu'il soit atteint de troubles de l'audition.

Le nez et la gorge

La partie supérieure des voies respiratoires comprend le nez et la gorge. La gorge ou le pharynx est un tube qui prend son origine à l'arrière du nez (nasopharynx), se prolonge à l'arrière de la bouche (oropharynx) et passe par le larynx (laryngopharynx) jusqu'à l'œsophage (le

Dépistage par otoémissions acoustiques

Les tests d'audiométrie par observation du comportement ne sont pas adaptés aux nourrissons. Le dépistage par otoémissions acoustiques détecte la présence d'« échos cochléaires », qui confirment que l'oreille moyenne et interne sont en santé. Le test, rapide, simple et non traumatisant, est parfait pour les nouveau-nés.

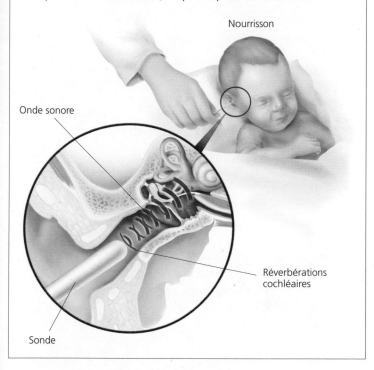

Nourrisson

Onde sonore

Réverbérations cochléaires

Sonde

tube qui amène la nourriture à l'estomac). Le nez forme la première partie des voies respiratoires et s'étend des narines à la partie nasale du pharynx.

Les amygdales et les tonsilles pharyngiennes

Les amygdales sont situées à l'arrière de la gorge (pharynx). Le tissu amygdalien se retrouve dans trois zones du corps. Les amygdales visibles sont situées de part et d'autre au fond de la gorge et ressemblent à des fraises ; une autre paire se situe à la base de la langue et la troisième paire (appelée les tonsilles pharyngiennes) se situe dans le haut, à l'arrière du nez.

Les amygdales et les tonsilles pharyngiennes sont faites de tissus lymphoïdes et font donc partie intégrante du système immunitaire de l'organisme. Le système immunitaire aide l'organisme à combattre l'infection en produisant des globules blancs. Les amygdales varient en taille, mais elles sont nettement plus grosses chez les enfants que chez les adultes. Elles ont une forme ovale et une surface cabossée.

Les amygdales principales sont visibles au fond de la gorge lorsqu'on abaisse la langue avec une languette de bois. Le médecin ne peut apercevoir les tonsilles pharyngiennes qu'en plaçant un instrument muni d'un petit miroir à l'arrière de la bouche ou en se servant d'un tube spécialement conçu à cet effet.

Amygdalite

Cette affection, courante durant l'enfance, est l'infection des amygdales qui sont visibles au fond de la gorge. Certains enfants souffrent d'amygdalites à répétition. Cette infection peut être causée par un virus ou une bactérie, mais la bactérie le plus souvent en cause est celle qui appartient à la famille des streptocoques.

Les enfants atteints d'amygdalite sont fiévreux et ont de la difficulté à avaler. Les ganglions du cou sont enflés et douloureux. Certains enfants se plaignent de maux de tête ou de maux de ventre et peuvent vomir ou avoir la diarrhée. Lorsqu'un enfant est atteint d'une amygdalite, ses amygdales sont rouges et enflées. Elles peuvent être parsemées de petites plaques blanches, ce qui indique que l'infection est probablement d'origine microbienne.

Structure du nez et de la gorge

Vue d'une bouche ouverte

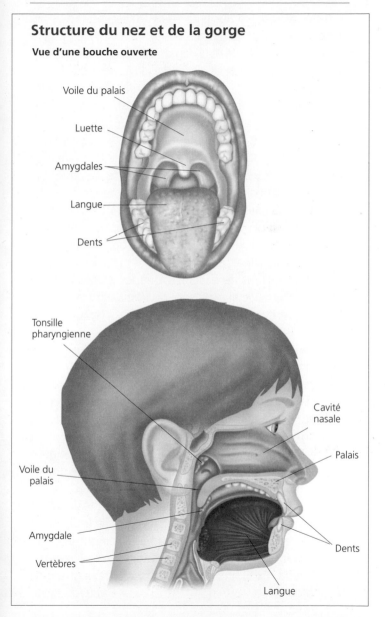

Voile du palais

Luette

Amygdales

Langue

Dents

Tonsille pharyngienne

Cavité nasale

Palais

Voile du palais

Amygdale

Vertèbres

Dents

Langue

À l'occasion, un abcès périamygdalien se forme qui porte le nom d'esquinancie. Les symptômes de l'amygdalite sont invalidants et la déglutition, très douloureuse. L'amygdale semble se déplacer vers la ligne médiane.

Traitement de l'amygdalite

Donnez-lui du paracétamol (ou de l'ibuprofène) pour abaisser sa fièvre et soulager la douleur. Faites-lui boire beaucoup de liquide. Si votre enfant refuse de boire, il se laissera peut-être tenter par une sucette glacée. Si le médecin soupçonne une infection bactérienne, il lui prescrira des antibiotiques. La plupart des enfants retrouvent leur bonne forme au bout de quelques jours. En vieillissant, les enfants ont de moins en moins d'amygdalites.

Il est important de souligner que les jeunes enfants ne doivent pas se gargariser sous peine de propager l'infection à l'oreille moyenne par le biais de la trompe d'Eustache.

Intervention chirurgicale

Si l'enfant a plus de cinq amygdalites par année, il sera confié aux soins d'un oto-rhino-laryngologiste. Il est probable qu'il vous suggère une amygdalectomie (ablation des amygdales) si votre enfant manque régulièrement l'école à cause de ses amygdalites, si les antibiotiques ne sont plus efficaces ou si l'enflure de ses amygdales l'empêche de bien respirer.

Cette intervention s'effectue sous anesthésie générale et l'enfant peut retourner à la maison le jour même de l'intervention Après que ses amygdales ont été retirées, l'enfant peut avoir mal à la gorge et des raideurs au niveau de la mâchoire; certains enfants se plaignent de maux d'oreille.

Amygdalectomie

L'ablation des amygdales s'impose lorsqu'un enfant souffre d'amygdalites à répétition. L'intervention se fait sous anesthésie générale et l'enfant quittera l'hôpital le jour même (chirurgie d'un jour).

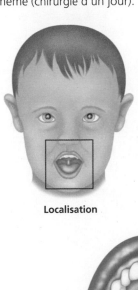

Localisation

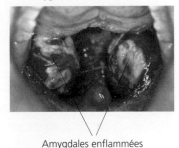

Photographie des amygdales pendant une amygdalite

Amygdales enflammées

Luette

Amygdale

Scalpel

Forceps

Langue

Abaisse-langue

Après l'intervention

- Il est très important que l'enfant mange et boive comme à l'habitude et qu'il mâche des aliments solides. Ce sera difficile au début, mais la situation s'améliorera rapidement; manger des aliments solides aide à nettoyer la cavité buccale et à activer la guérison. Si l'enfant ne mange pas, il s'expose à des saignements et à des infections.

- Il est important de lui donner des doses régulières de paracétamol ou un médicament équivalent pour soulager la douleur.

- Ne laissez pas une personne qui souffre d'une infection quelconque approcher votre enfant pendant au moins une semaine après l'intervention. Après l'intervention, vous devrez garder votre enfant à la maison pendant au moins 10 jours.

Végétations adénoïdes

Les enfants qui ont des végétations adénoïdes ont tendance à respirer par la bouche et à ronfler. Les végétations adénoïdes rendent difficiles la respiration et l'élocution. Ces enfants parlent souvent du nez comme si ce dernier était perpétuellement bloqué.

Si les végétations adénoïdes obstruent partiellement la trompe d'Eustache, des infections à répétition de l'oreille moyenne sont à craindre. Comme les tonsilles pharyngiennes diminuent de taille avec l'âge et disparaissent pratiquement à la puberté, aucun traitement n'est généralement requis. Toutefois, si les symptômes sont particulièrement incommodants, une ablation chirurgicale peut s'avérer nécessaire (chirurgie d'un jour).

Ablation des végétations adénoïdes

Les tonsilles pharyngiennes sont deux organes lymphoïdes qui font partie des défenses de l'organisme contre l'infection. Si ces tonsilles pharyngiennes deviennent hypertrophiées, on parle alors de végétations adénoïdes, elles peuvent provoquer des difficultés d'élocution et de respiration.

1. Avant l'intervention

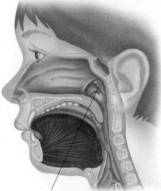

Les végétations adénoïdes provoquent des difficultés de respiration, entre autres

2. Après l'intervention

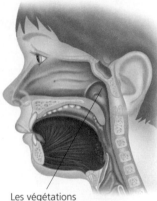

Les végétations adénoïdes ont été retirées

Des instruments chirurgicaux spécifiques sont utilisés dans la bouche

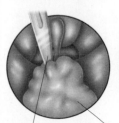

Scalpel (lame tranchante)   Végétations adénoïdes

Les végétations adénoïdes sont excisées

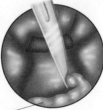

Les saignements sont prévenus grâce à la cautérisation (chaleur)

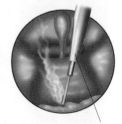

Instrument de cautérisation

Traitement des végétations adénoïdes

Les végétations adénoïdes sont retirées avec des instruments conçus à cet effet par la bouche. Aucune incision de la peau ne sera pratiquée. On les retire souvent en même temps que les amygdales.

Saignements de nez

Les saignements de nez, très fréquents chez les enfants, sont souvent récurrents et se produisent sans raison apparente; ils cessent habituellement d'eux-mêmes. Ils se produisent lorsque les vaisseaux sanguins qui tapissent l'intérieur du nez ont été endommagés, peut-être en se mettant les doigts dans le nez ou en se mouchant trop fort. Les saignements de nez se produisent lorsque la paroi intérieure du nez s'assèche et des zones bien précises d'inflammation peuvent aussi provoquer des saignements.

Traitement des saignements de nez

Faites asseoir votre enfant et demandez-lui de comprimer ses narines pendant environ 10 minutes. Demandez à l'enfant de recracher le sang qui s'accumule dans sa bouche.

Vérifiez si le nez saigne toujours et répétez le traitement durant encore 10 minutes. Si les saignements n'ont pas cessé au bout de 20 minutes, faites appel à de l'aide médicale. Ces problèmes de saignements semblent se résorber à l'adolescence. Si un traitement médical est requis, l'application de crème antiseptique sur la paroi intérieure du nez à intervalle régulier semble donner de bons résultats.

Si les saignements de nez sont graves et persistants, une cautérisation des petits vaisseaux sanguins du nez peut s'avérer nécessaire. L'intervention, qui consiste à sceller ces vaisseaux sanguins par la chaleur, s'effectue sous anesthésie locale. Ce processus, souvent douloureux, ne donne pas toujours les résultats escomptés.

POINTS CLÉS

- Les infections de l'oreille sont très fréquentes chez les jeunes enfants; 80 pour cent d'entre eux récupèrent en moins de trois jours sans antibiotiques.

- L'otite purulente est une affection qui se caractérise par une accumulation de liquide dans l'oreille moyenne, ce qui peut entraîner une fluctuation de l'acuité auditive.

- L'otite purulente se résorbe souvent d'elle-même, mais dans certains cas, l'insertion de drains s'impose.

- L'amygdalite est causée, la plupart du temps, par une infection microbienne.

- Les enfants qui ont plus de cinq amygdalites par année devront consulter un oto-rhino-laryngologiste (ORL).

Les voies respiratoires

Toux et respiration sifflante chez les enfants
Les infections des voies respiratoires sont extrêmement répandues chez les enfants. Une toux accompagne en général ces infections et c'est souvent cette toux qui incite beaucoup de parents à consulter le médecin.

Entendre son enfant tousser, surtout la nuit, est une expérience éprouvante pour tous les parents, mais la toux n'est pas mauvaise en soi.

La toux est un phénomène tout à fait naturel, un mécanisme de défense de l'organisme pour éliminer le mucus de la poitrine et du nez qui s'écoule au fond de la gorge.

Du moment que votre enfant respire bien, s'alimente et s'abreuve normalement, il n'est pas nécessaire de consulter le médecin. La respiration sifflante est un autre symptôme de maladie respiratoire dont nous allons parler au cours de ce chapitre. Pour comprendre l'apparition de ces symptômes, il convient d'avoir une certaine connaissance de la structure anatomique du système respiratoire.

Anatomie du système respiratoire
Le système respiratoire comprend les voies nasales qui mènent au pharynx (gorge), le larynx (cordes vocales) et

la trachée qui constitue la voie respiratoire principale. La trachée se situe à l'avant du cou; elle est constituée d'anneaux de cartilage recouverts d'une couche épithéliale particulière qui sécrète du mucus. Le mucus humidifie l'air inhalé et retient les particules étrangères indésirables qui s'infiltrent dans la trachée.

La trachée se divise à sa base en deux branches que l'on nomme les bronches. Une des bronches se prolonge dans le poumon droit et l'autre, dans le poumon gauche. La bronche droite est plus courte, plus large et plus verticale que la gauche. Les bronches se ramifient en des tubes de plus en plus petits appelés bronchioles. Chaque petite bronchiole se termine par une espèce de petit ballon connu sous le nom d'alvéole. Ces alvéoles fournissent une grande surface où se font les échanges gazeux (oxygène et dioxyde de carbone). Chaque poumon comprend des millions d'alvéoles.

Les poumons sont de forme conique, de texture spongieuse et élastique. La pointe supérieure de chaque poumon se situe au bas du cou et leur base repose sur une couche de tissu musculaire qui sépare le thorax de l'abdomen et que l'on appelle le diaphragme. Les poumons sont isolés de la paroi thoracique par une membrane, la plèvre, qui recouvre l'extérieur des côtes et l'intérieur de la poitrine (thorax). La plèvre produit un liquide qui lubrifie ces surfaces pour qu'elles puissent glisser librement l'une sur l'autre pendant la respiration. Les poumons sont protégés par la cage thoracique.

La respiration

La respiration est un processus automatique régi par le centre respiratoire du cerveau. La respiration est un phénomène dont les gens en santé n'ont habituellement pas conscience.

Le système respiratoire

Les voies respiratoires (la trachée, les bronches et les bronchioles) ainsi que les poches d'air contenues dans les poumons apportent l'oxygène et retirent le dioxyde de carbone de l'organisme.

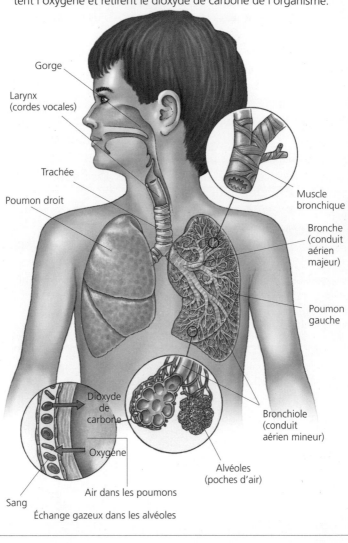

Gorge

Larynx (cordes vocales)

Trachée

Poumon droit

Muscle bronchique

Bronche (conduit aérien majeur)

Poumon gauche

Dioxyde de carbone

Oxygène

Bronchiole (conduit aérien mineur)

Alvéoles (poches d'air)

Sang

Air dans les poumons

Échange gazeux dans les alvéoles

Le centre respiratoire stimule les muscles intercostaux situés entre les côtes qui, sous son impulsion, se contractent puis se relâchent faisant ainsi bouger la cage thoracique. Ce processus permet à l'air d'entrer et de sortir des poumons.

Lorsque vous inspirez, le diaphragme et les muscles intercostaux se contractent, la cage thoracique se dilate et le diaphragme descend; les deux poumons se gonflent en aspirant de l'air qui contient de l'oxygène. Lorsque vous expirez, le diaphragme et les muscles intercostaux se relâchent, la cage thoracique se contracte, le diaphragme remonte et les poumons se dégonflent. Ce processus chasse le dioxyde de carbone et l'oxygène inutilisé hors des poumons.

Grâce à ce processus, l'organisme reçoit une dose adéquate d'oxygène et le produit de déchet de la respiration, le dioxyde de carbone, est éliminé.

Toux

Il existe deux types de toux :

1 Une toux sèche et irritante qui provoque une démangeaison au fond de la gorge et qui ne produit pas de mucus

2 Une toux productive ou toux de la poitrine qui produit du mucus

La plupart des toux sont causées par des infections virales comme celle de la grippe ou influenza, qui provoque une irritation et une production accrue de mucosité. Les infections bactériennes, l'asthme et l'exposition à la fumée de cigarette provoquent aussi des quintes de toux. Une forme explosive de toux peut être provoquée par l'inhalation d'un corps étranger comme une arachide.

Le mécanisme de la respiration

Pour inhaler de l'air, les muscles de la paroi thoracique se contractent, soulevant les côtes et en les tirant vers l'extérieur. Le diaphragme s'abaisse en provoquant une plus grande dilatation de la cage thoracique. Une pression réduite de l'air dans les poumons force l'air de l'extérieur à pénétrer dans les poumons. Le processus inverse se produit lors de l'expiration de l'air.

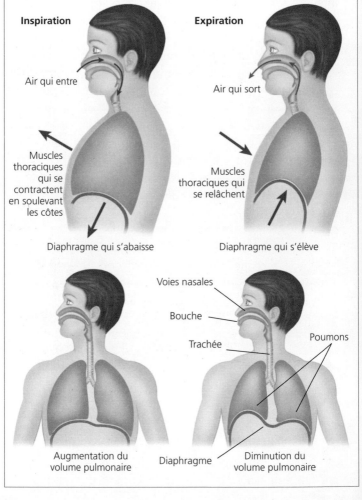

Inspiration

Air qui entre

Muscles thoraciques qui se contractent en soulevant les côtes

Diaphragme qui s'abaisse

Expiration

Air qui sort

Muscles thoraciques qui se relâchent

Diaphragme qui s'élève

Voies nasales

Bouche

Trachée

Poumons

Augmentation du volume pulmonaire

Diaphragme

Diminution du volume pulmonaire

Traitement de la toux

Il existe une grande panoplie de médicaments sur le marché pour enrayer la toux, mais aucune étude scientifique n'a démontré que ceux-ci étaient plus efficaces qu'un placebo. Un breuvage chaud parfumé au miel et au citron peut soulager les enfants de plus d'un an. Il est essentiel que l'enfant boive beaucoup de liquide et évite les atmosphères enfumées. Une température trop sèche peut aggraver la toux, il est donc recommandé de placer un bol d'eau près du radiateur pour humidifier la pièce.

Téléphonez à votre médecin si votre enfant a des difficultés à respirer, s'il fait de la fièvre ou produit des mucosités colorées, il a peut-être besoin de prendre des antibiotiques.

Le croup

Le croup est une infection des voies respiratoires supérieures habituellement causée par un virus. Le croup est fréquent chez les enfants âgés de trois mois à huit ans et se contracte habituellement pendant l'hiver.

Un enfant atteint du croup a une toux sèche qui ressemble à des aboiements, une voix rauque et une respiration bruyante, surtout lors de l'inspiration. Cette respiration bruyante connue sous le nom de stridor est causée par le rétrécissement des voies respiratoires, induit par l'inflammation des voies respiratoires supérieures. Le croup s'accompagne parfois d'une légère fièvre et d'un écoulement nasal.

Les symptômes du croup varient d'intensité. Les symptômes plus graves peuvent être extrêmement inquiétants pour l'enfant et ses parents.

Traitement du croup

La vaste majorité des enfants atteints sont soignés à la maison; environ 2 pour cent d'entre eux devront être hospitalisés. À la maison, il semble que les enfants atteints du croup se rétablissent plus rapidement lorsque l'humidité de l'air est accrue, bien qu'aucune preuve scientifique ne confirme cette assertion.

- À la maison, la méthode la plus simple consiste à conduire l'enfant dans la salle de bains, à fermer la porte et à faire couler l'eau chaude pour humidifier l'air ambiant. Le fait d'asseoir l'enfant sur vos genoux tout en lui parlant calmement semble avoir un effet positif sur sa respiration. Lorsque l'enfant respire mieux, ramenez-le à sa chambre; pour humidifier l'air ambiant, placez un bol d'eau près du radiateur.
- Les enfants atteints du croup doivent boire beaucoup de liquide pour éviter la déshydratation.
- Si votre enfant fait de la température, donnez-lui la dose requise de paracétamol.
- La plupart des enfants se rétablissent au bout de quelques jours. Un petit nombre d'entre eux auront tendance jusqu'à l'âge de huit ans environ à faire des crises récurrentes de croup.

Quand doit-on consulter le médecin ?

Si l'état de l'enfant ne s'améliore pas après le bain de vapeur de la salle de bains, vous devrez consulter le médecin.

Si l'enfant a des difficultés à respirer, si ses lèvres ou ses ongles prennent une coloration bleuâtre ou s'il refuse de boire, faites appel à un médecin.

Si l'enfant est hospitalisé, on lui donnera une forme ou une autre de corticostéroïdes pour diminuer l'inflammation de ses voies respiratoires. Dans de rares cas, il sera nécessaire de l'intuber et de le mettre sous respirateur pour lui permettre de respirer.

Bronchiolite

La bronchiolite est l'infection des voies respiratoires la plus commune au cours de la petite enfance. Dans la vaste majorité des cas, la bronchiolite est causée par le virus respiratoire syncytial. Elle se produit le plus souvent pendant l'hiver et affecte les bébés de moins d'un an. Le virus parainfluenza de type 3 est, quant à lui, souvent responsable des bronchiolites du début du printemps.

La bronchiolite est l'inflammation de la ramification terminale des bronches, les bronchioles. L'enfant éprouve donc des symptômes d'obstruction des voies respiratoires. La bronchiolite s'accompagne souvent de fièvre, de nez qui coule, de toux, de respiration rapide et sibilante surtout perceptible lorsque l'enfant expire. Les enfants atteints de bronchiolite ont tendance à dormir pendant de longues périodes parce que le nombre accru de respirations les fatigue beaucoup.

Traitement de la bronchiolite

La maladie peut être légère, modérée ou grave. Il n'existe pas vraiment de traitement pour enrayer le virus.

Bronchiolite légère

La bronchiolite légère se soigne habituellement à la maison. Donnez à votre enfant la dose recommandée de paracétamol pour abaisser sa fièvre et beaucoup de liquide pour éviter qu'il ne se déshydrate. Il est important que personne ne fume dans la maison parce que la fumée secondaire aggrave la toux de l'enfant. L'enfant atteint de bronchiolite légère se rétablit souvent au bout de 10 jours.

Bronchiolite grave

Votre enfant devra être hospitalisé. Pendant son séjour, il sera observé de très près et recevra des soins visant à le soulager. Il pourrait recevoir de l'oxygène ou inhaler un médicament broncho-dilatateur, qui aide à dilater les voies respiratoires.

Un prélèvement de sécrétions nasales sera envoyé au laboratoire pour analyse afin d'identifier le virus ou la bactérie en cause et faciliter ainsi le diagnostic. Si l'enfant est incapable de boire, il sera peut-être nécessaire de l'hydrater en insérant un petit tube dans une des veines de son bras jusqu'à ce que son état lui permette de boire de nouveau.

Et bien qu'aucune séquelle à long terme ne soit en général à craindre, les bronchiolites graves prennent jusqu'à trois semaines avant de guérir. Les prématurés, les bébés de moins de six semaines ainsi que les enfants atteints de maladies coronariennes ou pulmonaires congénitales sont les plus à risque de développer une bronchiolite très grave. Ces enfants devront probablement être admis aux soins intensifs et placés sous respirateur artificiel. Un faible pourcentage des enfants atteints de bronchiolite souffriront de respiration sibilante récurrente jusqu'à environ cinq ans après la maladie.

Coqueluche

La coqueluche est une infection bactérienne très contagieuse due au bacille de Bordet-Gengou (*Bordetella pertussis*). Elle provoque l'inflammation de la trachée et des bronches et peut s'avérer dangereuse chez les enfants de moins de deux ans.

Avant l'introduction du vaccin contre la coqueluche, le taux de mortalité était considérable chez les enfants atteints de cette maladie. L'incidence de la coqueluche a été radicalement réduite avec l'apparition du vaccin et il est extrêmement important que les enfants continuent à être vaccinés pour que la population en entier puisse être à l'abri de la maladie.

La coqueluche fait maintenant partie du vaccin associé DCT-polio-Hib qui est donné en trois doses à l'enfant à l'âge de deux, de trois et de quatre mois et la dose de rappel administrée à l'enfant entre l'âge de trois ans et quatre mois et cinq ans (voir pages 174-175).

Identifier la coqueluche

La coqueluche se manifeste par un écoulement nasal, une fièvre légère et une toux persistante. Après 10 jours, les symptômes s'aggravent et l'enfant est sujet à de violentes quintes de toux qui se terminent souvent à l'inspiration par un son évoquant le chant du coq.

L'enfant peut cracher des mucosités et vomir après une quinte de toux. Quelquefois, les jeunes bébés n'ont pas la toux caractéristique de la coqueluche, mais semblent chercher leur souffle et peuvent arrêter de respirer pendant quelques secondes.

Entre les quintes de toux, l'enfant semble être dans un état normal. Toutefois, il peut souffrir d'une grande fatigue, d'un manque d'appétit et de troubles du sommeil. Certains enfants présentent des rougeurs au visage, particulièrement autour des yeux; ces rougeurs sont causées par l'éclatement de petits vaisseaux sanguins provoqué par les quintes de toux.

Cette phase de la maladie dure jusqu'à six semaines et la guérison complète peut prendre encore plusieurs semaines.

Traitement de la coqueluche

Dans la plupart des cas, il n'existe aucun traitement qui infléchira l'évolution de la maladie; l'enfant se rétablira au bout de quelques semaines.

Dans les cas les plus graves, les enfants seront hospitalisés et recevront de l'oxygène et des soins pour prévenir la déshydratation. Des antibiotiques seront prescrits pour enrayer les infections secondaires.

Asthme

L'asthme est la maladie chronique la plus répandue chez l'enfant, en Amérique du Nord. En effet, 16 pour cent des enfants de 4 à 11 ans sont asthmatiques. Au Canada, 20 pour cent des enfants sont diagnostiqués asthmatiques avant l'âge de 12 ans, et un autre 20 pour cent des individus sont diagnostiqués entre l'âge de

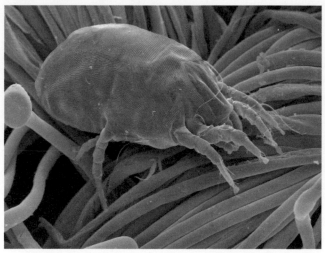

L'acarien que l'on voit ici sur des fibres textiles est plus petit que le point à la fin de cette phrase. Les acariens squattent les tapis, les matelas et autres matières textiles. Les cadavres des acariens ainsi que leurs déjections peuvent déclencher une crise d'asthme.

12 et 40 ans. Les enfants asthmatiques ont des voies respiratoires hypersensibles à certaines substances, connues sous le nom de déclencheurs, qui irritent et induisent un rétrécissement des voies respiratoires.

La plupart du temps, les voies respiratoires de l'enfant sont bien ouvertes, mais lorsqu'elles sont mises en contact avec un agent déclencheur, le muscle entourant la paroi des voies respiratoires se contracte et l'inflammation interne provoque une enflure et une production accrue de mucus, ce qui diminue le diamètre des voies respiratoires. Au fur et à mesure que les voies respiratoires rétrécissent, l'enfant aura de plus en plus de difficulté à respirer.

Identifier l'asthme

Les quatre principaux symptômes de l'asthme sont :

1 La toux
2 La respiration sifflante
3 La sensation d'oppression de la poitrine
4 Le souffle court

Habituellement, la toux empire la nuit ou tôt le matin. La cause de l'asthme est inconnue, mais les membres de la famille de l'enfant ont tendance à souffrir d'allergies. L'asthme, l'eczéma et le rhume des foins sont des maladies allergiques et toutes trois sont étroitement liées.

Déclencheurs de l'asthme

Les déclencheurs les plus courants sont les acariens, la fumée de cigarette, les infections virales, les animaux à fourrure ou à plume, le pollen, les spores de moisissure, les émanations de peinture, l'exercice, la température

Comment l'asthme affecte-t-il les voies respiratoires ?

Pendant une crise d'asthme, les parois musculaires des voies respiratoires se contractent, réduisant ainsi le diamètre interne de celles-ci. Et ce phénomène de rétrécissement est accentué par la production accrue de mucosité et par l'inflammation des parois internes des voies respiratoires.

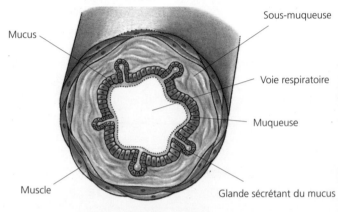

Sous-muqueuse

Mucus

Voie respiratoire

Muqueuse

Muscle

Glande sécrétant du mucus

Voie respiratoire normale

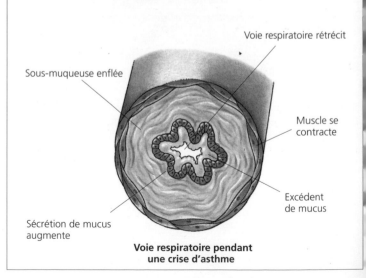

Voie respiratoire rétrécit

Sous-muqueuse enflée

Muscle se contracte

Excédent de mucus

Sécrétion de mucus augmente

Voie respiratoire pendant une crise d'asthme

de l'air, certains aliments, le rire, le chatouillement et certains médicaments.

Les acariens

Ces minuscules créatures ne sont visibles qu'au microscope. Les acariens vivent dans la poussière qui s'accumule dans la maison, on les retrouve donc dans les tapis, les lits, les peluches d'enfants et les sofas.

Ce que vous pouvez faire

Il est presque impossible de se débarrasser de tous les acariens qui se trouvent dans la maison, mais des mesures bien simples peuvent aider à en réduire le nombre :

- Utilisez des oreillers et des duvets synthétiques.
- Recouvrez les matelas et les oreillers de housses protectrices.
- Lavez la literie une fois par semaine à une température de 60 °C (140 °F) ; qui est la température à laquelle les acariens ne résistent pas.
- Si vous avez des lits superposés, les enfants asthmatiques devraient dormir dans la couchette du haut. Les enfants qui dorment dans la couchette du bas sont plus exposés aux acariens puisque la poussière (et les acariens) tombent constamment du matelas du haut.
- Placez les peluches au congélateur pendant 24 heures une fois toutes les deux semaines pour tuer les acariens. Lavez les peluches de nouveau à une température de 60 °C (140 °F) pour éliminer les acariens morts.
- Les tapis devraient être nettoyés fréquemment à l'aspirateur.
- Nettoyez les surfaces des meubles avec un linge humide au moins une fois par semaine.
- Chassez l'humidité des pièces en aérant souvent.

Si ces mesures ne semblent pas donner les résultats escomptés, des mesures plus coûteuses peuvent être prises comme de remplacer les tapis par un plancher en bois et les rideaux par des stores.

Fumée de cigarette

La fumée de cigarette est l'un des principaux déclencheurs des crises d'asthme. Si votre enfant est asthmatique, il ne doit pas y être exposé.

Ce que vous pouvez faire

Si l'un ou l'autre des parents fume, il doit songer à abandonner et ne jamais fumer à la maison, en présence de l'enfant.

Infections virales

Les grippes et autres infections virales sont des déclencheurs de l'asthme chez les jeunes enfants, mais sont difficiles à éviter.

Ce que vous pouvez faire

En administrant la dose du médicament contre l'asthme tel que prescrit, vous diminuez le risque qu'une crise se produise. Au premier signe d'une infection, vous pourrez éviter que la situation ne se détériore en augmentant la médication. Une fois l'infection résorbée, revenez à la dose habituelle.

Animaux de compagnie

Les allergies aux chats et aux chiens déclenchent des crises d'asthme chez 50 pour cent des enfants asthmatiques. Bien qu'à peu près tous les animaux à fourrure puissent déclencher des crises d'asthme, il arrive quelquefois que des oiseaux soient en cause.

Ce que vous pouvez faire

Il est évident qu'il serait préférable de ne pas avoir d'animal de compagnie, mais si la famille en a déjà un, il serait judicieux de lui défendre l'accès aux chambres et de lui donner un bain complet une fois la semaine. Dans les cas les plus graves, il faudra donner l'animal en adoption.

Pollen

Il existe une grande variété de pollens qui proviennent soit des arbres, du gazon ou des plantes et chaque individu asthmatique sera hypersensible à l'un ou l'autre de ces pollens. Il est très difficile d'éviter le pollen surtout au printemps et en été.

Ce que vous pouvez faire

Il est important d'éviter que votre enfant passe trop de temps à l'extérieur pendant les chaudes journées ensoleillées s'il est hypersensible au pollen du gazon. Les enfants qui réagissent au pollen du gazon ne devraient pas jouer dans les champs et devraient rester à l'intérieur lorsqu'on tond la pelouse.

Spores de moisissure

La moisissure prolifère dans tous les endroits chauds et humides. On la retrouve dans les maisons humides, particulièrement dans les salles de bains et les cuisines. La moisissure libère de minuscules graines dans l'air, les spores, qui peuvent déclencher des crises d'asthme.

Ce que vous pouvez faire

Pour chasser l'humidité de la maison, faites aérer les pièces et ouvrez les fenêtres après avoir fait la cuisine ou pris un bain ou une douche. Les vêtements ne devraient pas être mis à sécher à l'intérieur. Si vous voyez des moisissures, essuyez-les aussitôt que possible avec un nettoyant conçu à cet effet.

Exercice

Certains enfants disent que l'exercice déclenche leurs crises d'asthme. Toutefois, l'exercice est bénéfique pour tous et les enfants asthmatiques devraient s'adonner aux sports.

Ce que vous pouvez faire

L'exercice n'est pas contre-indiqué si l'enfant prend bien sa médication. Il devra s'administrer deux bouffées de broncho-dilatateur environ 10 à 15 minutes avant de faire de l'exercice, ce qui préviendra l'apparition des symptômes de l'asthme. Vous devez redoubler de prudence les jours de grand froid ou de grande sécheresse, surtout si l'enfant est malade (rhume ou autre infection). La natation en piscine intérieure est un excellent exercice pour les asthmatiques parce que l'air ambiant est chaud et humide et favorise la diminution de la sensibilité des voies respiratoires.

Température de l'air

Les changements soudains de climat, l'air froid et le vent sont tous des facteurs qui affectent les enfants asthmatiques.

Ce que vous pouvez faire

Rappelez à votre enfant de prendre une dose de secours avant de sortir par temps froid et couvrez-lui la bouche d'un foulard. En outre, les symptômes de l'asthme seront exacerbés si la température de la chambre à coucher est trop élevée et que l'enfant est trop chaudement habillé.

Aliments

Les allergies alimentaires sont peu courantes, mais certains aliments peuvent aggraver les symptômes de l'asthme. Les produits laitiers, les fruits de mer, les produits contenant de la levure et les noix font partie de ce groupe.

Ce que vous pouvez faire

Évitez de servir à votre enfant les aliments qui semblent déclencher chez ce dernier des symptômes de l'asthme.

Médicaments

Dans quelques cas, certains médicaments peuvent conduire à une crise d'asthme; l'aspirine et l'ibuprofène, entre autres.

Ce que vous pouvez faire

Donnez du paracétamol plutôt que de l'ibuprofène à l'enfant qui fait de la fièvre. Ne donnez jamais d'aspirine à un enfant de moins de 16 ans, à cause d'un risque minime de contracter une maladie rare mais très grave, le syndrome de Reye.

Traitement à long terme de l'asthme

Le but premier d'un traitement contre l'asthme est de faire en sorte que l'enfant n'éprouve plus de symptômes le jour comme la nuit. Les enfants asthmatiques devraient pouvoir mener une vie tout à fait normale et, avec le traitement approprié, cela devrait être possible.

La plupart des médicaments contre l'asthme s'administrent à l'aide d'un inhalateur afin que le médicament pénètre dans les bronches.

Il existe deux sortes d'inhalateurs : l'inhalateur de secours et l'inhalateur de prévention. L'inhalateur de secours sert à soulager les difficultés respiratoires au fur et à mesure qu'elles se produisent, tandis que l'inhalateur de prévention aide à protéger les voies respiratoires et à diminuer la possibilité d'une crise.

Comme les jeunes enfants n'ont pas la coordination nécessaire pour se servir correctement d'un inhalateur, on utilise donc une chambre d'espacement, soit un large contenant de plastique que l'on installe sur l'inhalateur avant de s'en servir. Ce dispositif retient le médicament dans le tube fermé permettant ainsi à l'enfant de l'inhaler à son propre rythme.

La chambre d'espacement doit être propre en tout temps, lavez-la dans de l'eau savonneuse et laissez-la sécher à l'air.

Inhalateurs de secours

Tous les enfants asthmatiques devraient avoir un inhalateur de secours. Lorsque la médication est administrée aussitôt que les symptômes apparaissent, elle agit en relaxant les muscles qui entourent les voies respiratoires. Les voies respiratoires s'élargissent facilitant ainsi la respiration. Lorsque la médication est prise avant une session d'exercice, le risque que l'enfant souffre de respiration sifflante est amoindri.

Les inhalateurs de secours sont habituellement de couleur bleue et les plus courants sont le salbutamol (Ventolin) et la terbutaline (Bricanyl). Ces bronchodilatateurs ne prennent que 5 à 10 minutes pour faire effet. Si la crise ne se résorbe pas, vous pourriez devoir donner une nouvelle dose à votre enfant, mais si tel est le cas, vous devrez consulter le médecin le plus tôt possible. Certains enfants auront besoin d'un inhalateur de secours plus performant, comme le salmétérol (Serevent) qui est souvent prescrit sur une base régulière avec un inhalateur de prévention.

Les chambres d'espacement

Ces dispositifs permettent à l'asthmatique de bien respirer la médication plutôt que de se soucier de coordonner ses gestes pour inhaler et presser en même temps le bouton de l'inhalateur.

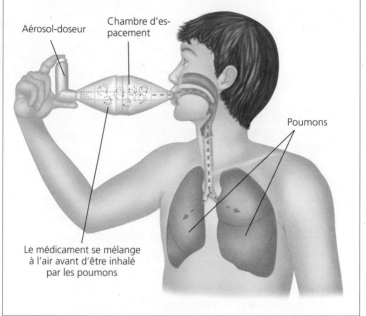

Aérosol-doseur

Chambre d'es-
pacement

Poumons

Le médicament se mélange
à l'air avant d'être inhalé
par les poumons

Inhalateurs de prévention

Le médicament contenu dans ces inhalateurs a pour effet de protéger les parois des voies respiratoires.

Ils diminuent la sensibilité des parois de telle sorte que lorsque les voies respiratoires viennent en contact avec un déclencheur, celles-ci réagissent moins, diminuant ainsi l'enflure et l'inflammation.

Les inhalateurs de prévention sont habituellement bruns ou orangés. Les plus courants sont le budésonide (Pulmicort), le béclométhasone (Bécotide) et le flutica-sone (Flixotide). Ce sont des médicaments en inhalation de la catégorie des corticostéroïdes; ils prennent environ 14 jours avant de faire effet. En général, ils seront prescrits si l'enfant doit se servir d'un inhalateur de secours plus d'une fois par jour de façon régulière.

Le cromoglycate de sodium (Intal) est un inhalateur de prévention qui n'appartient pas à la catégorie des corticostéroïdes. Ce médicament doit être administré plusieurs fois par jour et n'est habituellement pas aussi efficace que les corticostéroïdes en inhalation.

Il est important d'utiliser régulièrement les inhalateurs de prévention

La médication préventive réduit le risque d'une crise aiguë d'asthme, mais n'apporte pas un soulagement immédiat des symptômes. L'effet protecteur se bâtit au fil du temps, il est donc important que les enfants les prennent tels que prescrits, soit tous les jours, matin et soir. Les parents oublient quelquefois que ce médicament de prévention doit être administré à l'enfant de façon régulière. Pour ne pas les oublier, il est recommandé de les administrer au même moment tous les jours et qu'ils s'intègrent à une routine d'hygiène, par exemple, avant de se laver les dents, matin et soir.

L'asthme et les corticostéroïdes

Plusieurs parents hésitent à donner des stéroïdes à leur enfant. Il est important de comprendre que les stéroïdes utilisés pour soigner l'asthme sont en fait des corticostéroïdes qui sont des répliques de ceux produits naturellement par l'organisme. Ils diffèrent considérablement des stéroïdes anabolisants que les athlètes et les culturistes utilisent parfois. Les corticostéroïdes en inhalation atteignent directement les poumons et seule une infime partie est absorbée par le reste de l'organisme. Les faibles doses de corticostéroïdes en inhalation n'affectent pas la croissance et ne provoquent pas d'effets indésirables.

Pour soigner une crise d'asthme particulièrement violente, on aura probablement recours à des comprimés corticostéroïdes, habituellement de la prednisolone, pendant un court laps de temps. La prise de ces comprimés est habituellement prescrite pour environ cinq jours seulement afin d'éviter l'apparition d'effets indésirables.

Spiromètres

Ces instruments servent à évaluer la capacité pulmonaire de l'enfant en mesurant la vitesse à laquelle l'air est expulsé des poumons. Cette information sert par ailleurs à déterminer quelle est l'ouverture des voies respiratoires au moment du test et aide donc à identifier les signes de détérioration de l'asthme. Les relevés du spiromètre ont tendance à s'abaisser lorsque l'asthme empire. Il est recommandé de noter les relevés deux fois par jour, le matin et le soir. Cette mesure n'est requise que lorsqu'elle est suggérée par le médecin ou l'infirmière, lorsque l'enfant entreprend un nouveau traitement de son asthme ou lorsqu'on soupçonne l'imminence d'une crise.

Nébuliseurs

Ce sont des pulvérisateurs qui permettent l'obtention d'un nuage de substances médicamenteuses que l'enfant respire à travers un masque ou un embout. Les inhalateurs et les chambres d'espacement sont devenus si efficaces que ces appareils sont rarement requis à la maison. On les retrouve dans les hôpitaux, mais dans certains cas, le médecin peut en recommander l'usage à la maison si l'enfant souffre d'asthme grave ou qu'il n'est pas capable de se servir d'une chambre d'espacement.

Traitement d'une crise d'asthme

Les symptômes de l'asthme sont souvent légers, mais les symptômes plus graves demandent un traitement d'urgence :

- Vous devez donner à votre enfant son inhalateur de secours tout en conservant votre calme.
- Aidez-le à s'asseoir bien droit.
- Incitez-le à respirer lentement et calmement.
- Desserrez les vêtements trop ajustés.

Spiromètre

Le spiromètre mesure votre débit expiratoire de pointe (DEP) – soit la vitesse à laquelle vous pouvez expirer après avoir pris une inspiration profonde. Cette mesure fournit des informations précieuses sur l'état actuel des bronches.

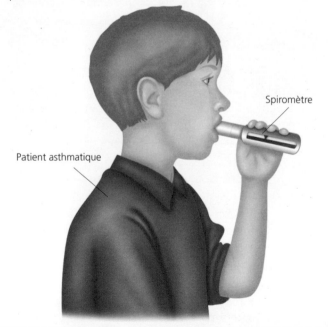

Spiromètre

Patient asthmatique

L'inhalateur de secours devrait faire effet 5 à 10 minutes plus tard, s'il ne fait pas effet durant ce laps de temps, l'opération devra être répétée. Les signes de danger durant une crise d'asthme sont les suivants :

- L'enfant est en détresse et est incapable de parler.
- L'enfant souffre d'épuisement.
- Ses lèvres bleuissent.
- Sa respiration ne s'améliore pas après avoir utilisé l'inhalateur de secours.

Comment fonctionne le nébuliseur

Le nébuliseur est un simple compresseur d'air. Cet appareil pulvérise de l'air à travers une solution médicamenteuse produisant ainsi de fines gouttelettes qui seront inhalées à travers un masque ou un embout.

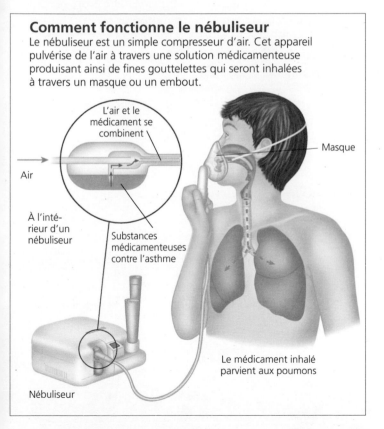

L'air et le médicament se combinent

Masque

Air

À l'intérieur d'un nébuliseur

Substances médicamenteuses contre l'asthme

Le médicament inhalé parvient aux poumons

Nébuliseur

Si tel est le cas, faites appel au médecin ou composez le 911 et continuez à lui administrer l'inhalateur de secours en attendant l'ambulance.

Pronostic à long terme de l'asthme

Il est difficile de savoir avec certitude si l'asthme de l'enfant se résorbera. Des études montrent qu'environ un tiers des enfants asthmatiques voient leurs symptômes de l'asthme disparaître à l'âge adulte. Certains trouvent que leurs symptômes sont plus légers alors que d'autres, bien qu'ayant connu une rémission durant l'adolescence, voient leurs symptômes réapparaître à l'âge adulte. Pour plus d'information sur l'asthme, consultez le livre *Comprendre l'asthme* de la collection Médecine familiale.

POINTS CLÉS

■ La plupart des toux chez les enfants sont d'origine virale.

■ Le croup est une infection des voies respiratoires supérieures.

■ La bronchiolite est l'infection la plus courante des voies respiratoires inférieures (chez les jeunes enfants) et les cas les plus sérieux requièrent une hospitalisation.

■ Avant l'apparition du vaccin contre la coqueluche, cette maladie était la cause d'un taux considérable de mortalité chez les enfants.

■ Un enfant sur sept souffre d'asthme.

■ Il existe plusieurs déclencheurs de l'asthme; la plupart peuvent être circonscrits (jusqu'à un certain point).

■ L'objectif principal d'un traitement de l'asthme est que l'enfant soit exempt de symptômes de la maladie, le jour comme la nuit.

■ Dans le traitement de l'asthme, les inhalateurs de prévention protègent les parois des voies respiratoires, alors que les inhalateurs de secours ont pour fonction de relâcher les muscles qui les entourent.

L'appareil digestif

Les maladies gastro-intestinales

La diarrhée et les vomissements sont les symptômes les plus courants d'une maladie gastro-intestinale. La rapidité avec laquelle la diarrhée et les vomissements se propagent dans les familles, les garderies et les écoles ne manque jamais d'inquiéter les parents (et les enseignants). C'est particulièrement vrai dans le cas des familles nombreuses où malgré tous les efforts des parents pour circonscrire la maladie gastro-intestinale, les enfants finissent toujours par en être atteints l'un après l'autre, sans parler des parents eux-mêmes !

À l'autre bout du spectre, on retrouve les enfants qui souffrent de constipation, un problème qui semble affecter de plus en plus d'enfants.

La douleur abdominale, le « mal de ventre », n'est pas aussi répandue chez les enfants que chez les adultes. Les jeunes enfants peuvent déclarer avoir « mal au ventre », mais cette douleur peut se situer n'importe où parce qu'ils ont de la difficulté à identifier la source de leur douleur.

Les coliques et le reflux gastro-œsophagien affligent également les bébés.

Anatomie du tractus gastro-intestinal

Le tractus gastro-intestinal constitue la majeure partie de l'appareil digestif (les autres parties étant les organes associés à la digestion, soit le pancréas, la vésicule biliaire et le foie). Le tractus gastro-intestinal est un tube musculaire convoluté (avec beaucoup de replis) qui s'étend de la bouche jusqu'à l'anus et est d'une longueur approximative de 7 m (23 pi) et comprend :

- L'œsophage, qui va de la bouche jusqu'à l'estomac
- L'estomac
- L'intestin grêle, qui se divise en trois parties : le duodénum, le jéjunum et l'iléum
- Le gros intestin, qui se divise en deux parties: le côlon et le rectum.

Chaque partie du tractus gastro-intestinal joue un rôle dans la transformation des aliments en simples composants ou nutriments qui seront utilisés par l'organisme comme source d'énergie pour sa croissance et la régénération de ses tissus. Le reste est mis au rebut et se présente sous forme de fèces.

La digestion de la nourriture

La digestion débute dans la bouche où les aliments sont mâchés, broyés en petits morceaux et mélangés à la salive. Ces aliments sont ensuite ingurgités et passent par l'œsophage avant d'atteindre l'estomac. L'estomac est doté à l'entrée et à la sortie de valvules ou sphincters, qui aident à retenir la nourriture à l'intérieur de l'estomac afin de poursuivre le processus de digestion. Le suc gastrique contient des composantes acides et chimiques appelées enzymes. Ces substances, jumelées aux mouvements rythmiques de l'estomac, transforment les aliments et les breuvages en un liquide que l'on appelle le chyme.

Lorsque la digestion dans l'estomac est complétée, le sphincter situé à la sortie de l'estomac se relâche (s'ouvre) et laisse passer une petite quantité du chyme dans le duodénum qui est la première partie de l'intestin grêle.

Ici, un liquide sécrété par le pancréas et la bile provenant de la vésicule biliaire s'ajoutent au chyme et le transforment en bouillie. De nouvelles enzymes s'ajoutent dans les parties subséquentes de l'intestin grêle, transformant le chyme en nutriments et en eau qui seront absorbés par le flux sanguin avant d'être distribués dans l'ensemble de l'organisme.

Le matériel qui transite de l'intestin grêle vers le gros intestin est constitué d'eau et de matière cellulosique (grosses fibres végétales non digérées). Le gros intestin ne sécrète pas d'enzymes et aucun processus de digestion n'y prend place. Par contre, le gros intestin absorbe de l'eau et produit des déchets semi-solides, les fèces, qui seront évacués par l'anus à intervalles réguliers.

Constipation

La constipation se retrouve couramment chez les enfants et se caractérise par la difficulté à évacuer les selles qui sont souvent, mais pas toujours, dures et sèches. Tout le monde a son propre rythme d'évacuation intestinale; certains enfants iront à la selle une fois ou deux par jour, tandis que d'autres n'iront qu'une fois tous les deux ou trois jours. Ces rythmes d'évacuation sont considérés comme normaux. Un rythme d'évacuation ne devient problématique que s'il s'accompagne d'autres symptômes.

Les organes majeurs de l'abdomen et la digestion

La nourriture ingérée passe de l'œsophage à l'estomac où elle sera mélangée au suc gastrique sécrété par les parois stomacales avant de poursuivre vers le duodénum où la nourriture sera soumise à de nouveaux sucs gastriques.

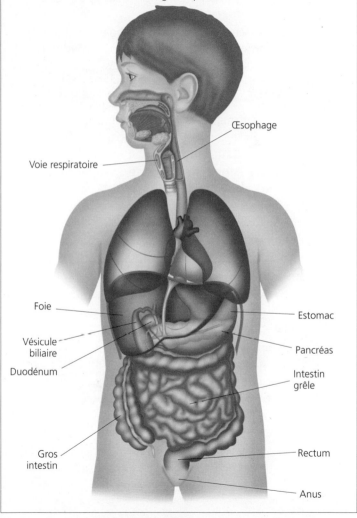

Œsophage

Voie respiratoire

Foie

Estomac

Vésicule biliaire

Pancréas

Duodénum

Intestin grêle

Gros intestin

Rectum

Anus

Quelles sont les causes de la constipation ?

Une foule de facteurs peuvent provoquer la constipation. La constipation chez les bébés et les jeunes enfants est souvent causée par le fait que l'enfant ne boit pas assez d'eau. Les selles deviennent sèches et dures.

- Lorsque l'enfant souffre d'une maladie bénigne comme un rhume, l'organisme a un besoin accru de liquide et les selles deviennent donc plus dures et moins fréquentes.

- À l'occasion, une fissure anale, soit une petite déchirure autour de l'anus, peut se produire après l'évacuation d'une grosse selle. La douleur se fait sentir au passage de la selle. L'enfant qui a une fissure anale aura donc tendance à retenir ses selles, ce qui provoque l'apparition de selles encore plus volumineuses et dures qui lui causeront un surcroît de douleur lors de leur passage. Cette situation dégénère rapidement en un cercle vicieux, difficile à briser.

- Si votre enfant n'aime pas les toilettes de son école, il aura tendance à se retenir jusqu'à ce qu'il revienne à la maison, ce qui aura les mêmes conséquences que dans l'exemple précité.

- Des selles dures sont souvent la conséquence d'un manque de fibres dans l'alimentation (alors qu'une alimentation riche en fibres, jumelée à une prise adéquate de liquide, donne des selles molles et abondantes).

- L'incontinence légère – le passage involontaire de liquide ou semi-solide de matières fécales dans les sous-vêtements – est habituellement un débordement causé par un trop-plein du rectum.

Le processus de la digestion

Les aliments transitent de l'estomac vers l'intestin grêle où l'absorption des nutriments débute. Le gros intestin, qui suit l'intestin grêle, absorbe l'eau et évacue les déchets non digérés.

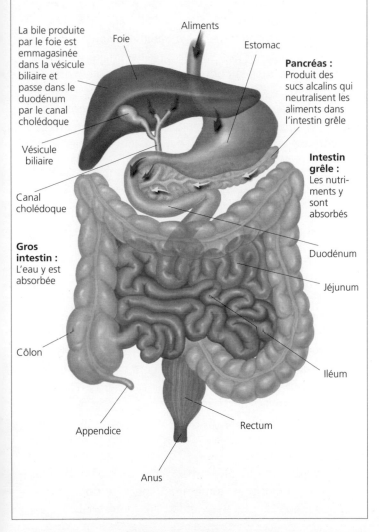

La bile produite par le foie est emmagasinée dans la vésicule biliaire et passe dans le duodénum par le canal cholédoque

Foie

Aliments

Estomac

Pancréas : Produit des sucs alcalins qui neutralisent les aliments dans l'intestin grêle

Vésicule biliaire

Intestin grêle : Les nutriments y sont absorbés

Canal cholédoque

Gros intestin : L'eau y est absorbée

Duodénum

Jéjunum

Côlon

Iléum

Appendice

Rectum

Anus

L'encoprésie causée par la constipation

L'encoprésie est le terme médical pour décrire l'éva-cuation des selles dans des endroits inappropriés (par exemple sur le plancher ou dans les vêtements) qui se produit au moins une fois par mois pendant trois mois consécutifs ou plus chez les enfants âgés de plus de quatre ans. Ce phénomène est habituellement causé par la constipation; on parle d'encoprésie primaire si l'enfant n'a jamais acquis le contrôle intestinal ou d'encoprésie secondaire si l'enfant était propre au moins six mois avant l'apparition du phénomène. Plus de la moitié des cas d'encoprésie sont secondaires. L'encoprésie affecte quatre ou cinq fois plus les garçons que les filles et se résorbe spontanément à l'adolescence.

Traitement de la constipation

Des conseils généraux et des routines d'hygiène à suivre et dans certains cas, des médications s'imposent.

Conseils généraux
Alimentation

L'alimentation des enfants affecte la régularité intesti-nale. Ingurgiter de grandes quantités de produits laitiers, de chocolat et de biscuits peut provoquer la consti-pation, alors que manger des aliments à haute teneur en fibres peut la faire disparaître. Les aliments riches en fibres comme le pain à grains entiers, les pommes et les fruits séchés sont bénéfiques pour la santé, mais il ne faut pas oublier que plus on mange de fibres et plus on doit boire de l'eau.

Les enfants devraient manger à intervalles fixes et absorber à peu près la même quantité de nourriture à chaque repas afin de réguler le transit intestinal.

Exercice
L'exercice régulier aide à régulariser le transit intestinal.

Routine d'élimination
Il est recommandé d'établir une routine afin de favoriser la régularité du transit intestinal. Environ 15 à 20 minutes après le repas, les enfants doivent s'asseoir sur la lunette de la toilette pendant environ 5 à 10 minutes, tout au plus. Il est important de ne jamais dépasser ce laps de temps.

Il est important que vous surveilliez les efforts de défécation de l'enfant. Certains d'entre eux restent assis passivement et ne font aucun effort pour déféquer comme ils doivent le faire. Restez calme et encouragez-le pendant toute la durée de l'opération parce que les résultats seront nettement meilleurs que si vous perdez patience.

Traitement médical
Si, après avoir suivi les conseils précités, il n'y a pas d'amélioration, il est recommandé de consulter le médecin qui prescrira peut-être à l'enfant des laxatifs.

Laxatifs
Il existe plusieurs types de laxatifs pour le traitement de la constipation. Les laxatifs en vente libre sont déconseillés aux enfants. Demandez l'avis du pharmacien ou de votre médecin.

- Lactulose : Ce laxatif est l'un des premiers traitements conseillés; il facilite les mouvements intestinaux en ramollissant les selles. C'est un sucre synthétique qui n'est pas morcelé dans l'intestin grêle, mais qui est digéré par les bactéries naturellement présentes dans le gros intestin. Le lactulose augmente la présence de l'eau dans le côlon gardant ainsi les selles molles plus longtemps.

- Séné et Picolax : Ces deux laxatifs ont un mode de fonctionnement complètement différent. Ils stimulent les muscles des intestins pour que ces derniers se contractent avec plus de puissance facilitant ainsi le transit intestinal. L'utilisation de ces laxatifs peut provoquer certains malaises abdominaux.
- Movicol : Ce laxatif agit en gardant du liquide dans les intestins induisant ainsi des selles plus molles.

Lavements et suppositoires

Les lavements (c'est-à-dire l'introduction d'une solution dans le rectum et le côlon) et les suppositoires (un médicament inséré dans le rectum) ont été largement utilisés par le passé pour soigner la constipation, mais on pense aujourd'hui que ces traitements assez déplaisants ont des effets psychologiques néfastes sur l'enfant. Toutefois, le pédiatre de votre enfant pourrait juger leur usage essentiel si l'enfant a des selles compactes, un fécalome, dont on doit se débarrasser avant d'instaurer un rythme intestinal régulier.

Technique du biofeedback

Cette méthode s'adresse particulièrement aux enfants qui ont des difficultés à identifier la sensation d'avoir besoin d'évacuer et qui ne savent pas trop à quelles sensations ils doivent réagir. Cette technique enseigne aux enfants à se familiariser avec cette sensation et à relâcher les muscles impliqués dans le processus de la défécation.

L'appareil utilisé mesure la tonicité des muscles entourant l'anus et le rectum. De petites sondes, insérées dans l'anus et le rectum de l'enfant, transmettent cette information à un ordinateur. L'enfant contracte puis relâche l'anus comme s'il déféquait. L'écran de l'ordinateur affiche le schéma transformé en signaux auditifs ou visuels. La sonde est munie à son extrémité d'un ballonnet qui, en se gonflant, déclenche chez l'enfant la sensation d'avoir à déféquer. À l'aide des signaux sonores ou visuels de l'ordinateur, l'enfant apprend à contracter et à relâcher adéquatement ses muscles.

Cette rééducation par le biofeedback peut être longue et il n'existe pas beaucoup d'études qui concluent de façon probante à l'efficacité de cette technique.

Colique

Le terme utilisé pour décrire les pleurs excessifs d'un bébé par ailleurs en bonne santé est celui de colique infantile. Les pleurs sont qualifiés d'excessifs lorsqu'ils durent au moins trois heures par jour, trois jours par semaine, depuis au moins trois semaines. Lorsque le bébé pleure, il semble éprouver une douleur au ventre qui s'accompagne parfois du réflexe de ramener les jambes vers l'abdomen. Les coliques débutent habituellement lorsque le bébé est âgé de quelques semaines et disparaissent vers l'âge de quatre ou cinq mois. Elles surviennent souvent dans la soirée.

C'est un problème répandu qui occasionne de réels sentiments de détresse et d'angoisse et qui incite une famille sur six à consulter un professionnel de la santé à ce sujet. Bien que la cause précise des coliques soit inconnue, nous savons par contre que ce n'est pas une maladie et que les coliques ne résultent pas d'une faute quelconque de la part des parents. Plusieurs explications du phénomène ont été avancées. Il est tout à fait normal que certains bébés pleurent moins et d'autres, davantage. Parmi les hypothèses avancées, on parle de spasmes douloureux des intestins, de gaz, d'une intolérance passagère au lactose, qui est le sucre naturel que l'on retrouve dans le lait.

Gestion des coliques

Simplement s'entendre dire que leur bébé n'est pas malade et que les coliques cesseront d'elles-mêmes au bout de quelques mois suffit souvent à rassurer les parents. Vous devez vérifier si votre bébé a faim, a soif, s'il est malade ou s'il a besoin d'être changé. Ne passez pas du sein au biberon et si vous le nourrissez au biberon, ne changez pas d'une formule de lait maternisé par une autre. Les médicaments pour les coliques ne sont habituellement pas efficaces.

Prendre votre bébé dans vos bras pendant de plus longues périodes de temps ne semble pas non plus améliorer les choses. Des essais cliniques visant à découvrir de nouveaux traitements ont été peu probants. Les études étaient peut-être trop sommaires pour en arriver à des conclusions formelles, tant et si bien que les conclusions de ces diverses études se contredisent; certaines affirment qu'un traitement donné est efficace alors que d'autres soutiennent que le traitement en question ne l'est pas.

Jusqu'ici, l'efficacité des traitements suivants n'a pas été démontrée : le lait à faible teneur en lactose, le saccharose, le massage de l'abdomen, l'ostéopathie crânienne, la chiropractie, les tisanes et le fait de réduire la stimulation de l'enfant. De nouvelles études devront être entreprises pour établir quels sont les traitements vraiment efficaces pour diminuer la détresse et l'angoisse que causent les coliques aux bébés et à leurs parents.

Le reflux gastro-œsophagien

Il existe deux formes de reflux, le reflux gastro-œsophagien simple ou régurgitation et la maladie du reflux gastro-œsophagien.

Reflux gastro-œsophagien simple

Dans ce cas, de petites quantités de lait remontent dans la bouche du bébé. Ce phénomène est extrêmement répandu, mais inquiète passablement les parents. Si votre bébé est en bonne santé et qu'il n'a pas d'autres symptômes, soyez assuré que la situation s'améliorera avec le temps.

Traitement du reflux simple

Les conseils pour les parents dont le bébé est atteint de reflux simple sont les suivants :

- Si vous le nourrissez au biberon, vérifiez si la taille de la tétine correspond bien à l'âge de votre enfant.
- Assurez-vous d'incliner correctement le biberon de façon à limiter l'ingestion d'air.
- Assurez-vous de ne mettre dans son biberon que la ration de lait qu'il doit boire.
- Pour le nourrir, donnez au bébé une position un peu plus redressée.

La maladie du reflux gastro-œsophagien

La maladie du reflux gastro-œsophagien se définit comme le retour involontaire du contenu acide de l'estomac dans l'œsophage. Le phénomène se produit lorsque le sphincter inférieur de l'œsophage se relâche, permettant ainsi au contenu gastrique de remonter dans la mauvaise direction. Les enfants qui souffrent de la maladie du reflux gastro-œsophagien vomissent souvent à répétition, éprouvent des douleurs abdominales, des difficultés à se nourrir, à se développer normalement et sont en général irritables. Ces symptômes sont causés par l'inflammation de la paroi de l'œsophage.

Les prématurés sont particulièrement susceptibles de développer ces symptômes ainsi que les bébés nés avec une malformation congénitale de l'œsophage. Les bébés souffrant d'une hernie hiatale ont plus de risques d'éprouver ce problème – cette affection se définit par le passage d'une partie de l'estomac dans le thorax par une partie affaiblie du diaphragme (le muscle qui sépare la cavité thoracique de la cavité abdominale).

La plupart des bébés souffrant de la maladie du reflux gastro-œsophagien voient leur état s'améliorer lorsqu'ils atteignent l'âge de 12 à 18 mois, mais si les symptômes sont associés à une hernie hiatale, les symptômes peuvent persister jusqu'à l'âge de quatre ans.

Traitement de la maladie du reflux gastro-œsophagien

Plusieurs traitements pour aider les enfants aux prises avec cette maladie existent, mais l'efficacité réelle de ceux-ci demeure inconnue. Certains parents pensent que de placer le bébé sur le flanc ou sur le ventre aide à prévenir le reflux, mais ces positions de sommeil accroissent le risque du syndrome de la mort subite et sont par conséquent contre-indiquées.

Les études concernant la maladie du reflux gastro-œsophagien ont beaucoup de similarité avec celles portant sur la colique, soit que l'échantillonnage de ces études était trop petit pour en arriver à des conclusions probantes, tant et si bien que les conclusions de ces diverses études se contredisent. Certains des traitements préconisés ci-dessous conviennent à certains bébés, alors qu'ils ne produisent aucun résultat chez d'autres.

Le reflux gastro-œsophagien

Le phénomène se produit lorsque le contenu de l'estomac remonte dans l'œsophage parce que le sphincter situé à la partie supérieure de l'estomac bâille au lieu de se fermer hermétiquement.

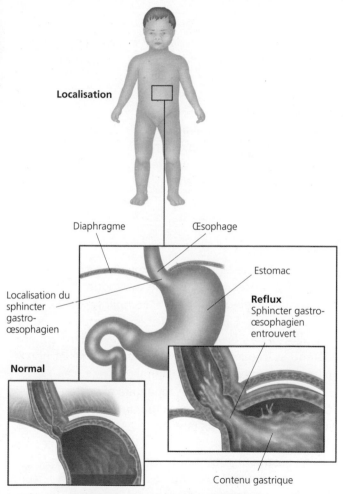

Localisation

Diaphragme   Œsophage

Estomac

Localisation du sphincter gastro-œsophagien

Reflux
Sphincter gastro-œsophagien entrouvert

Normal

Contenu gastrique

Le sphincter gastro-œsophagien est fermé hermétiquement ; le contenu gastrique ne peut remonter dans l'œsophage

Épaississement du lait

Cette mesure diététique, comme son nom l'indique, consiste à épaissir le lait qui aura ainsi moins tendance à remonter dans l'œsophage.

Acide alginique

L'acide alginique diminue le reflux vers l'œsophage en formant une couche qui flotte au-dessus du contenu gastrique.

Médicaments

La cimétidine diminue la quantité de suc gastrique dans l'estomac de façon à minimiser les lésions à l'œsophage lorsque le reflux survient. La métoclopramide et la dompéridone sont des médicaments qui soulagent la nausée et les vomissements. Tous ces médicaments doivent être prescrits par votre médecin.

Gastroentérite

La gastroentérite aiguë est l'inflammation de la paroi de l'estomac et des intestins. Elle provoque l'apparition rapide de la diarrhée qui s'accompagne souvent de vomissements. Elle cause parfois des douleurs abdominales, de la fièvre et des nausées. Par diarrhée, l'on entend le fréquent passage de fèces liquides et non le passage à l'occasion, de fèces molles.

La gastroentérite est très répandue et est responsable de la mort de quatre millions d'enfants de moins de cinq ans par année dans les pays en voie de développement. Dans les pays industrialisés, entre 15 et 50 pour cent des cas de gastroentérites sont causés par le rotavirus.

Ce virus peut affecter tous les enfants, mais les bébés et les enfants de moins de deux ans sont les plus vulnérables. Les bactéries responsables des autres cas de gas-

Hernie hiatale

Le hiatus est un petit orifice dans le muscle du diaphragme par lequel passe l'œsophage. Si l'hiatus est affaibli, une partie de l'estomac glisse dans le thorax causant ce que l'on appelle une hernie hiatale.

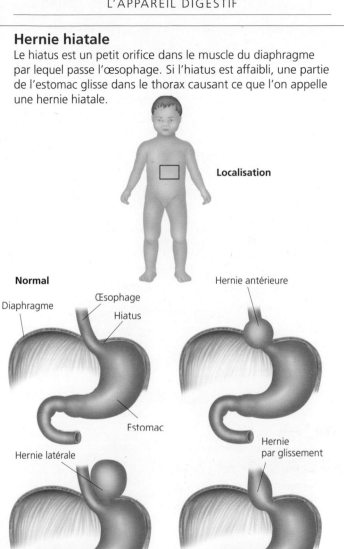

Localisation

Normal

Diaphragme

Œsophage

Hiatus

Estomac

Hernie antérieure

Hernie latérale

Hernie par glissement

troentérites sont le campylobacter, les bactéries du genre Salmonella et Shigella ainsi que l'Escherichia coli (E. coli).

L'infection se contracte par de l'eau ou des aliments contaminés. La gastroentérite se manifeste en général au sein d'une même famille et les virus et les bactéries se propagent d'une personne à l'autre.

Prévention de la gastroentérite

Il est donc très important de se laver minutieusement les mains pour éviter la propagation, particulièrement :

- Avant de cuisiner
- Après être allé aux toilettes ou après avoir aidé votre enfant aux toilettes
- Après avoir changé la couche de votre bébé

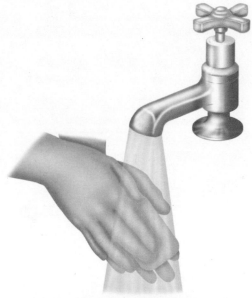

Lavez vos mains et vos ongles minutieusement pour prévenir la propagation de l'infection.

De plus, il est important de bien laver les bouteilles, les tétines et tous les accessoires utilisés pour le biberon des enfants âgés de moins d'un an. Lavez le tout dans de l'eau chaude savonneuse après chaque boire puis rincez-les et rangez-les dans le stérilisateur.

Désinfectez les surfaces contaminées et lavez promptement les vêtements souillés.

Traitement de la gastroentérite

Comme les virus sont responsables de la plupart des gastroentérites, les antibiotiques sont donc inefficaces. On ne doit pas administrer de médicaments contre la diarrhée aux enfants à cause des effets indésirables qu'ils ont sur l'organisme. Par exemple, ils peuvent affecter la respiration, diminuer la pression artérielle et modifier le rythme cardiaque.

Le danger le plus grave qui guette les enfants atteints de diarrhée et de vomissements est sans contredit la déshydratation et sa prévention est au cœur du traitement de la gastroentérite.

Les enfants atteints de gastroentérite doivent être incités à boire de fréquentes gorgées d'une solution aqueuse de réhydratation comme le Dioralyte afin de remplacer les liquides et les sels minéraux perdus à cause de la diarrhée et des vomissements.

Assurez-vous de préparer la solution comme indiqué et conservez-la au réfrigérateur. Jetez-la au bout de 24 heures. Si vous n'ajoutez pas assez ou trop d'eau aux cristaux, le médicament risque de ne pas être efficace ou de provoquer un déséquilibre des sels minéraux.

Les boissons gazeuses comme la limonade ou le cola ne sont pas recommandées. Si vous ne pouvez pas vous procurer une solution de réhydratation, donnez de l'eau à votre enfant.

Si vous allaitez, donnez la tétée à votre bébé comme d'habitude et servez-vous d'une cuillère ou d'une dosette pour lui donner la solution de réhydratation afin de compenser les pertes liquidiennes.

Si l'enfant est nourri au biberon, donnez-lui ses boires habituels entrecoupés de solution de réhydratation.

Pour l'enfant qui a une alimentation variée, servez-lui ses plats comme à l'accoutumée, mais donnez-lui moins de produits laitiers à boire et à manger. Pour remplacer les liquides perdus, vous devez lui donner à boire de la solution de réhydratation.

Si les vomissements perdurent, donnez-lui très souvent de très petites quantités de solution de réhydratation, par exemple une cuillérée à thé toutes les 5 ou 10 minutes.

Vous devez revenir le plus tôt possible à l'alimentation normale, car il n'existe aucune preuve que le jeûne est bénéfique. Les aliments riches en glucides comme le pain, les pâtes et les pommes de terre aideront l'enfant à récupérer.

Quand faut-il consulter le médecin ?

Bien que la plupart des enfants se remettent vite sur pied après une gastroentérite, si vous remarquez un des signes suivants de déshydratation, vous devez consulter sans tarder votre médecin.

- Somnolence
- La langue, la bouche et les lèvres sèches
- Fontanelle enfoncée (partie molle sur le sommet du crâne des bébés)
- Yeux creux
- Pleurs sans larmes

- Élasticité réduite de la peau : en pinçant la peau de l'enfant, si celle-ci ne reprend pas sa forme immédiatement, l'enfant est déshydraté
- Mictions moins fréquentes : les couches du bébé sont souvent sèches

Diarrhée du jeune enfant

Cette affection touche les enfants d'un an à cinq ans. Ces enfants sont généralement en bonne santé et ont une croissance normale, mais ont des selles fréquentes, nauséabondes et molles.

Leurs selles contiennent des aliments non digérés comme des pois et des morceaux de carottes qui apparaissent quelques heures après avoir été ingérés.

Bien que la cause exacte de la diarrhée du jeune enfant soit inconnue, il semble que des facteurs diététiques soient en cause. L'alimentation des jeunes enfants a changé de façon radicale depuis quelques années et plusieurs études ont démontré que la prise constante de liquide, une diète faible en gras et une consommation excessive de jus de fruit, qui ont remplacé l'alimentation traditionnellement plus équilibrée, pourraient contribuer à l'incidence accrue de la diarrhée du jeune enfant.

Traitement de la diarrhée du jeune enfant

Si l'enfant est en bonne santé et que sa croissance est normale, que les parents se rassurent, l'enfant ne souffre pas d'une maladie sous-jacente et il prendra du mieux avec le temps.

Des modifications à la diète de l'enfant améliorent souvent la situation et les simples mesures qui suivent ne prennent que quelques jours avant de faire effet :

- Évitez de donner à votre enfant des quantités excessives de jus de fruit, donnez-lui plutôt de l'eau.
- Le saut de la bouteille à la tasse réduit la quantité de liquide ingéré.
- Le jus de pomme transparent n'est pas recommandé et devrait être remplacé par le jus de pomme opaque.
- La teneur en gras devrait être augmentée en servant par exemple du lait entier, en ajoutant du beurre aux aliments et en évitant les aliments faibles en gras.
- Bien que la prise excessive d'aliments riches en fibres soit à éviter, les enfants doivent être incités à manger une plus grande variété de fruits et de légumes.

Vers intestinaux

Ces minuscules vers blancs d'une longueur d'environ 1 cm (1/2 po) ressemblent à des morceaux de coton. Ils vivent dans les intestins et autour de l'anus. C'est un problème très répandu chez les enfants. Ils ne sont pas dangereux pour la santé, mais peuvent causer des démangeaisons. On estime qu'environ 40 pour cent des enfants de moins de 10 ans peuvent être infectés à un moment ou à un autre et que beaucoup d'entre eux ne présentent aucun symptôme.

Les vers intestinaux pondent une grande quantité de petits œufs, qui sont si petits qu'on ne peut les voir à l'œil nu. Ils sont présents dans la poussière de la maison, dans les tapis, les serviettes et les draps et peuvent facilement migrer des petites menottes à la bouche. Une fois que ces petits œufs ont été avalés, les œufs passent dans l'intestin où ils se transforment en vers.

Lorsque les vers femelles atteignent leur maturité, elles se dirigent vers l'anus pour pondre leurs œufs la

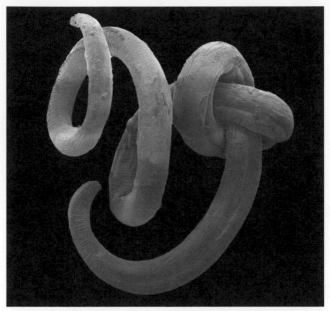
Photographie au microscope d'un ver intestinal

nuit ; c'est ce qui cause les démangeaisons. Les enfants se grattent et les œufs se retrouvent sur leurs doigts et sous leurs ongles. Les œufs peuvent ainsi facilement être portés à nouveau à la bouche causant ainsi une réinfection si l'enfant, par exemple, suce son pouce ou s'il se ronge les ongles. Ils se propagent aussi aux autres membres de la famille par contact direct, par la nourriture, les serviettes et les draps partagés.

Traitement des vers intestinaux

Le traitement consiste à prendre une dose unique d'un médicament prescrit par votre médecin. Comme les vers se propagent facilement, il est essentiel que tous les membres de la famille soient traités en même temps. Les sous-vêtements, les pyjamas, les serviettes et les draps devront être lavés aussitôt que toute la famille aura été traitée. Les tapis devront être nettoyés à l'aspirateur et les chambres à coucher, époussetées ou nettoyées à l'aide d'un linge humide.

Prévenir la réinfection des vers intestinaux

Il est important que vous suiviez les conseils suivants pour éviter la réinfection :

- Gardez les ongles courts.
- Lavez-vous systématiquement les mains après être allé aux toilettes et avant de manger.
- Dissuadez l'enfant de se ronger les ongles.
- Portez un pyjama ou des sous-vêtements pour dormir.
- Assurez-vous que tous les membres de la famille se lavent tous les jours.
- Changez de vêtements et lavez les draps régulière-ment.
- Assurez-vous que chaque membre de la famille n'utilise que la serviette qui lui a été assignée.

POINTS CLÉS

- La constipation est un retard ou une difficulté dans l'évacuation des selles.

- De simples modifications à la diète suffisent parfois pour traiter la constipation et devraient être essayées en premier lieu.

- Les laxatifs ne devraient être utilisés que sous une supervision médicale.

- La cause exacte de la colique est inconnue, mais cette affection se résorbe d'elle-même, vers l'âge de six mois.

- Le reflux gastro-œsophagien simple est répandu et se guérit spontanément.

- La maladie du reflux gastro-œsophagien est plus problématique, mais plusieurs traitements sont disponibles.

- Il est important d'apprendre à reconnaître les signes de la déshydratation afin de pouvoir consulter sans délai le médecin.

L'appareil urinaire

Anatomie de l'appareil urinaire

Les infections urinaires et l'énurésie nocturne sont les problèmes les plus courants associés aux voies urinaires.

Les voies urinaires comprennent les reins, les uretères, la vessie et l'urètre. Les reins sont des organes en forme de haricot de couleur brun rougeâtre, situés de part et d'autre de la colonne vertébrale à l'arrière de l'abdomen. Les reins d'un adulte ont une longueur d'environ 10 à 12,5 cm (4 à 5 po) et une largeur de 5 à 7,5 cm (2 à 3 po). L'urine produite par les reins passe dans la vessie par deux petits tubes musculaires, les uretères, d'une longueur d'environ 25 à 30 cm (10 à 12 po).

L'urine, stockée dans un organe musculaire creux, la vessie, situé dans le bassin, est excrétée à intervalles réguliers à travers un tube, l'urètre.

La quantité d'urine que la vessie peut retenir avant d'avoir à se vider est variable; c'est ce qu'on appelle la « capacité fonctionnelle de la vessie », un adulte par exemple a une capacité moyenne de 420 ml (15 oz), un enfant de 12 ans, 330 ml (11,5 oz) et un enfant de 7 ans, 240 ml (8,5 oz).

Des mictions fréquentes dénotent une faible capacité fonctionnelle de la vessie.

Rôle des reins

Les reins agissent, en somme, comme des filtres qui « nettoient le sang » et qui ont trois fonctions principales :

1 Ils retirent une substance dérivée de la digestion, l'urée.
2 Ils régularisent le contenu en sel du sang.
3 Ils ajustent le contenu en eau de l'organisme.

Pour que l'organisme ait un fonctionnement optimal, il est essentiel que ces trois fonctions soient maintenues à des niveaux constants, le travail des reins est donc, à cet égard, extrêmement important.

L'eau qu'absorbe l'organisme sous forme d'aliments et de breuvages est éliminée de deux façons : par la transpiration et par l'urine. Donc, les jours frisquets, où vous ne transpirez pas, votre urine sera de couleur pâle, diluée et en quantité appréciable, alors que les chaudes journées d'été, où vous transpirez beaucoup, votre urine sera concentrée, d'une couleur plus foncée et la quantité exécrée sera moindre.

Infections urinaires

Les infections urinaires apparaissent lorsque les bactéries qui sont habituellement présentes dans les intestins passent de la région anale à la vessie par l'urètre. La bactérie E. coli est le plus souvent en cause, provoquant environ 75 pour cent des infections urinaires, alors que les bactéries du genre Proteus sont présentes dans plusieurs des autres cas.

L'urètre des filles est plus court que celui des garçons, les bactéries se propagent donc plus rapidement chez celles-ci.

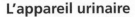

L'appareil urinaire

Les reins filtrent les déchets du sang qui sont excrétés sous forme d'urine.

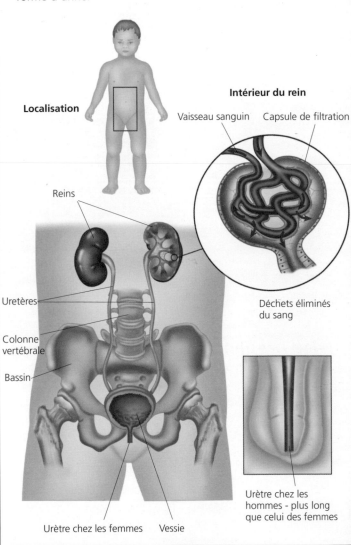

Localisation

Intérieur du rein

Vaisseau sanguin   Capsule de filtration

Reins

Uretères

Colonne vertébrale

Bassin

Déchets éliminés du sang

Urètre chez les femmes   Vessie

Urètre chez les hommes - plus long que celui des femmes

Les infections urinaires sont donc beaucoup plus élevées chez les filles que chez les garçons, sauf pour les bébés de moins de trois mois, alors que les garçons sont plus susceptibles de les contracter.

Au moins 2 pour cent des garçons et 8 pour cent des filles souffriront d'infections urinaires durant leur enfance et seront susceptibles de refaire d'autres infections urinaires au cours des deux années subséquentes.

Symptômes de l'infection urinaire

Les infections urinaires ou cystites peuvent se limiter à la vessie et affecter ou non les reins. Les jeunes enfants ne montreront probablement pas de signes évidents d'infection urinaire, mais l'enfant fera de la fièvre, sera atteint de diarrhée et de vomissements, sera plus irritable et son état de santé général laissera à désirer.

Les enfants plus âgés peuvent présenter les symptômes précités, mais ils auront des symptômes urinaires plus spécifiques comme le besoin fréquent d'uriner, une sensation de brûlure lorsqu'ils urinent et des douleurs dans le bas de l'abdomen. L'urine sent mauvais et est parfois teintée de sang.

Quelquefois, ils deviennent incontinents pendant la journée ou pendant la nuit. Il est important de communiquer avec votre médecin si vous soupçonnez que votre enfant souffre d'une infection urinaire parce qu'elle pourrait se propager aux reins.

Analyses pour détecter les infections urinaires

Si votre médecin soupçonne une infection urinaire, il fera analyser l'urine pour savoir si l'enfant souffre bel et bien d'une infection urinaire et si oui, quelle est la bactérie en cause.

Le médecin plongera une bandelette réactive dans l'urine afin de déterminer la présence de sang ou de protéine, mais comme ces substances sont également présentes dans d'autres affections, ce test n'est donc pas suffisant pour poser un diagnostic.

L'infection urinaire peut se diagnostiquer en examinant l'urine à l'aide d'un microscope. Il ne sera pas possible à cette étape de savoir quelle est la bactérie en cause, mais des analyses plus poussées en laboratoire identifieront la cause et permettront au médecin de prescrire l'antibiotique approprié.

Traitement des infections urinaires

Si votre médecin soupçonne une infection urinaire chez votre bébé âgé de moins de trois mois, il confiera l'enfant aux soins d'un spécialiste.

Si votre bébé est âgé de plus de trois mois et qu'on soupçonne une infection rénale, votre enfant sera confié à un spécialiste qui lui prescrira des antibiotiques oraux; un traitement qui dure de 7 à 10 jours.

Si votre bébé est âgé de plus de trois mois et qu'on soupçonne une infection urinaire (cystite), le médecin lui prescrira des antibiotiques oraux durant trois jours; si votre enfant est encore souffrant 24 ou 48 heures après, le médecin réévaluera l'état de santé de l'enfant.

Toutefois, il sera peut-être nécessaire de changer d'antibiotique une fois que les résultats des analyses de laboratoire auront identifié la bactérie en cause. Il est de bonne pratique de commencer le traitement aux antibiotiques sans délai pour éviter que l'infection se transmette aux reins.

Est-ce que les infections urinaires peuvent réapparaître?

À la suite du traitement antibiotique, la plupart des enfants se rétablissent complètement. Toutefois, dans 5 à 15 pour cent des cas, des cicatrices aux reins peuvent se produire. Ce phénomène affecte les enfants qui souffrent d'une affection appelée reflux et qui se caractérise par le retour de l'urine par les uretères vers les reins lorsque la vessie se vide.

Lorsque ce phénomène se produit, les bactéries peuvent passer de la vessie aux reins, causant ainsi une infection rénale. Des examens spéciaux devront être effectués pour déterminer l'existence de ce problème et vérifier si les reins comportent des cicatrices.

Si le médecin craint les infections urinaires à répétition, il prescrira un traitement à faible dose d'antibiotique durant une certaine période de temps. Si le traitement médical n'a pas l'effet escompté et que l'enfant continue à faire des infections répétées, une intervention chirurgicale, visant à replacer les uretères de façon à empêcher le reflux de se produire, sera envisagée.

Examens de diagnostic pour détecter les cicatrices rénales ou le reflux

Les enfants devront passer un examen aux ultrasons, une scintigraphie au DMSA (DMSA est l'abréviation du produit chimique utilisé) ou une cystographie mictionnelle. Les résultats de ces tests sont habituellement disponibles au bout de deux semaines.

Échographie

Ce test ressemble à celui des femmes enceintes. Le technicien étend une substance gélatineuse sur l'abdomen et

Échographie

Un appareil appelé transducteur émet des ultrasons et enregistre leur écho pour produire des images sur un écran d'ordinateur.

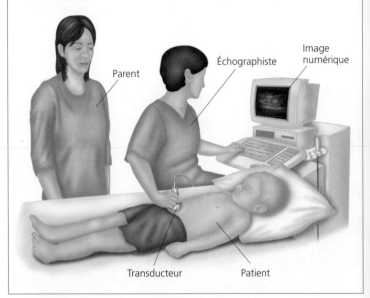

Parent

Échographiste

Image numérique

Transducteur

Patient

promène ensuite une sorte de microphone au-dessus du ventre de l'enfant. Cet appareil émet des ultrasons et reçoit leur écho pour reproduire des images des reins de l'enfant sur un écran. L'échographie est absolument indolore et dure environ 20 minutes.

Scintigraphie au DMSA

Ce test, très important, permet aux médecins d'évaluer le fonctionnement des reins et de détecter toute cicatrice causée par une infection rénale.

On procède à ce test en injectant dans une veine du bras de l'enfant une substance radioactive appelée DMSA (acide dimercaptosuccinique).

Scintigraphie au DMSA

Une petite quantité d'une substance radioactive, le DMSA, est injectée dans le bras du patient. Au bout d'environ une heure, le DMSA parvient aux reins où des images de ceux-ci seront prises à l'aide d'une caméra gamma.

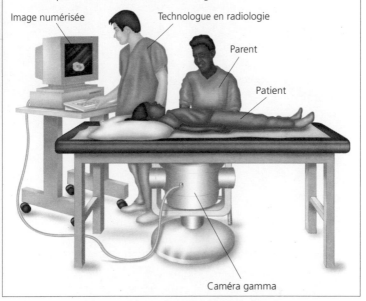

Image numérisée

Technologue en radiologie

Parent

Patient

Caméra gamma

Cette procédure ne fait pas mal parce que le site de l'injection a d'abord été badigeonné d'une « crème magique », un anesthésiant local. Par ailleurs, il ne faut pas s'inquiéter du fait que la substance injectée soit radioactive parce que la quantité de radiation est moindre que celle reçue lors d'une radiographie.

À la suite de l'injection, il faut attendre au moins une heure pour que la substance parvienne jusqu'aux reins. L'enfant doit alors rester parfaitement immobile pendant qu'une caméra spéciale enregistre la radiation émise par le DMSA qui servira à produire des images numériques sur l'écran, images qu'évaluera le médecin.

Cette procédure dure environ 10 minutes. Le DMSA est éliminé rapidement de l'organisme par l'urine.

Cystographie mictionnelle

La cystographie mictionnelle est l'examen de la vessie et de l'urètre. Un petit tube est inséré dans la vessie par l'urètre de l'enfant. Un colorant est injecté dans le tube et remplit la vessie. Plusieurs radiographies seront prises pendant le remplissage et la vidange de la vessie afin de vérifier l'existence d'un reflux (urine qui remonte jusqu'aux reins).

Cet examen se fait habituellement sans anesthésie, mais si l'enfant trouve la procédure trop désagréable, on devra la remettre à plus tard et la réaliser sous anesthésie légère.

Pipi au lit

L'énurésie nocturne est une émission involontaire d'urine ou miction durant le sommeil au moins trois fois par semaine chez un enfant âgé de cinq ans et plus. C'est un problème extrêmement répandu :

- Entre 15 et 20 pour cent des enfants âgés de 5 ans
- Sept pour cent des enfants âgés de 7 ans
- Cinq pour cent des enfants âgés de 10 ans
- De 2 à 3 pour cent des enfants âgés de 12 à 14 ans
- Et 1 à 2 pour cent des gens âgés de 15 ans et plus mouillent leur lit

L'énurésie est deux fois plus commune chez les garçons que chez les filles de moins de 10 ans.

Les séquelles psychologiques de l'énurésie sont importantes tant pour l'enfant que pour sa famille. Les enfants souffriront d'une faible estime de soi et se sentiront socialement isolés. Ils ne peuvent aller dormir chez leurs amis ou participer aux sorties de groupes scolaires qui impliquent une nuit à l'extérieur de la maison. Ils se sentent à part des autres et sont angoissés à l'idée que les autres pourraient découvrir leur problème. Ils peuvent aussi être victimes de tentatives d'intimidation de la part de leurs pairs.

Certains parents deviennent intolérants, croyant à tort que leur enfant pourrait mettre un terme à cette situation s'il s'y efforçait. Se fâcher et punir l'enfant ne fait qu'envenimer les choses.

De plus, le fardeau financier que représente un enfant qui mouille son lit est considérable. On estime le coût de la lessive, des draps et des matelas qu'il faut remplacer à plusieurs centaines de dollars par année.

Pourquoi cela se produit-il ?
Il n'existe pas de cause unique de l'énurésie, mais nous savons que le phénomène est associé à une foule de facteurs.

Antécédents familiaux
L'énurésie comporte définitivement un lien génétique. Si l'un des parents mouillait son lit lorsqu'il était enfant, il existe 40 pour cent des chances que son enfant mouillera son lit. Les chances augmentent à 75 pour cent si les deux parents étaient atteints d'énurésie.

Capacité fonctionnelle de la vessie
Les enfants qui font pipi au lit ont parfois une vessie plus petite qui possède une quantité de rétention d'urine moindre que la moyenne. Leur vessie se remplit plus rapidement et ces enfants devraient se lever la nuit pour uriner. D'autres ont des vessies hyperactives qui doivent

être vidées avant qu'elles soient pleines; ces enfants ont ce qu'on appelle, une vessie instable.

Polyurie nocturne

Le cerveau produit une hormone, l'arginine vasopressine (AVP), qui affecte le volume des urines. La libération de cette hormone antidiurétique est plus grande la nuit que le jour réduisant ainsi le volume d'urine produite la nuit. Des études montrent que chez les enfants qui ont tendance à mouiller leur lit la nuit, le taux de cette hormone ne fluctue pas et par voie de conséquence, la production d'urine produite durant la nuit est plus grande que la capacité de rétention de la vessie.

Mécanisme d'éveil déficient

La difficulté à s'éveiller le matin est un facteur qui contribue au problème de l'énurésie. Ce qui ne veut pas dire que l'énurésie est la conséquence d'un sommeil profond. Les recherches ont clairement démontré que les enfants qui font pipi au lit ont les mêmes phases de sommeil que les enfants qui ne sont pas affectés par ce problème.

Les mictions involontaires se produisent pendant toute la durée du cycle du sommeil, tant pendant le sommeil superficiel que pendant le sommeil profond; elles se produisent seulement lorsque la vessie de l'enfant a atteint sa capacité maximale. Donc, le problème est attribuable à l'incapacité de l'enfant à s'éveiller lorsque sa vessie est pleine plutôt qu'à la qualité du sommeil.

Stress

Beaucoup de parents croient à tort que le stress et l'inquiétude sont des causes majeures de l'énurésie. Si un enfant a acquis la maîtrise de ses sphincters depuis au moins six mois et qu'il se met ensuite à faire pipi au lit, des facteurs psychologiques sont peut-être en jeu. Ces considérations ne s'appliquent pas nécessairement aux enfants qui n'ont jamais été propres la nuit.

Problème médical
Quelquefois, l'énurésie est le résultat de problèmes médicaux et votre médecin saura les détecter grâce aux antécédents médicaux de l'enfant, aux examens effectués et à l'analyse de l'urine.

Traitement de l'énurésie
Il existe un certain nombre de mesures simples à adopter pour aider l'enfant qui fait pipi au lit. Si vous constatez qu'il n'y a pas d'amélioration après avoir essayé ces mesures, vous devriez consulter le médecin qui vous donnera d'autres précieux conseils et recommandera peut-être votre enfant aux soins d'un urologue.

- Les parents doivent se montrer calmes, encourageants et d'un grand secours.
- Ne faites pas porter des couches à un enfant trop vieux, mais vous aurez besoin d'une bonne housse de protection pour le matelas ainsi que pour les oreillers et la douillette. Cette mesure s'applique particulièrement aux enfants qui produisent des volumes importants d'urine la nuit.
- Il vaut mieux ne pas forcer l'enfant à se lever tard la nuit pour aller aux toilettes ; l'enfant sera toujours ensommeillé lorsqu'il urinera ; ce qui, à longue échéance, n'améliorera pas la situation. L'enfant doit être conscient qu'il doit se lever lorsqu'il éprouve le besoin d'uriner. De plus, vous n'avez aucun moyen

de savoir si la capacité fonctionnelle de la vessie de l'enfant est atteinte au moment où vous le conduisez aux toilettes, de telle sorte que son cerveau ne transmettra pas le message qu'il doit se lever pour aller uriner.

- Encouragez votre enfant à boire régulièrement tout au long de la journée, mais évitez les boissons gazeuses et celles qui contiennent de la caféine (thé, café, chocolat chaud) après 18 h parce que ces breuvages augmentent la production d'urine.

- Donnez-lui au moins six ou sept breuvages complets par jour.

- La constipation peut empirer l'énurésie, il est donc important de la prévenir en donnant à votre enfant des fruits, des légumes et des céréales.

- Encouragez votre enfant à se responsabiliser, il peut vous aider à changer les draps et les vêtements de nuit.

- Laissez une veilleuse allumée la nuit ou donnez à votre enfant une lampe de poche afin qu'il se rende sans encombres aux toilettes.

- Si la salle de bains est au rez-de-chaussée, il serait plus commode que l'enfant ait un pot de chambre à sa disposition.

- Assurez-vous que votre enfant prend son bain ou sa douche tous les matins afin qu'il ne dégage pas des relents d'urine, ce qui pourrait lui occasionner des moqueries à l'école.

Traitements professionnels

Si votre enfant doit recevoir un traitement professionnel, voici les principales options : la rééducation de la vessie, les dispositifs d'alerte et la médication.

Rééducation de la vessie

Ce traitement convient aux enfants qui ont une faible capacité fonctionnelle de la vessie et à ceux qui ont une vessie instable. Le traitement consiste à :

- S'assurer que l'enfant boit régulièrement tout au long de la journée.
- Aller régulièrement aux toilettes durant le jour, préférablement toutes les deux heures ou pendant la récréation, à l'école.
- Répondre immédiatement à toute sensation d'envie d'uriner.
- Éviter de « se retenir » et de retarder le moment d'aller aux toilettes.
- Apprendre à ne jamais se dépêcher lors de la vidange de la vessie, car de petites quantités d'urine pourraient demeurer dans la vessie.
- Médication : Parfois ces enfants requièrent une médication pour devenir propres. Le médicament le plus souvent prescrit par le médecin est l'oxybutynine qui convient aux enfants de plus de cinq ans. Ce médicament relâche les muscles de la vessie et « stabilise » la vessie. Malheureusement, des effets indésirables sont courants et les enfants peuvent éprouver de la constipation, une sécheresse buccale, des nausées et des maux d'estomac.

Dispositifs d'alerte

Ce traitement convient aux enfants qui ont de la difficulté à se réveiller ; ces dispositifs d'alerte ne sont utilisés que lorsque l'enfant est âgé d'au moins six ou sept ans. Certains médecins fournissent ces dispositifs, mais en général ils proviennent des cliniques spécialisées en énurésie.

Le dispositif éveille l'enfant lorsqu'il commence à uriner dans son lit, sensibilisant ainsi l'enfant à répondre rapidement et adéquatement à la sensation d'une vessie pleine pendant le sommeil. Ces dispositifs ont un taux de succès de 65 à 75 pour cent.

Ces dispositifs d'alerte conviennent plus aux enfants qui ont une capacité fonctionnelle de la vessie normale et à ceux qui mouillent leur lit tard dans la nuit. Il est important que l'enfant soit motivé à arrêter de faire pipi au lit et que les parents fassent montre d'indulgence face à ce problème parce que ces dispositifs d'alerte peuvent perturber toute la famille.

Comment fonctionnent les dispositifs d'alerte

Il existe deux types de dispositifs d'alerte : l'alerte de lit que l'on installe sous les draps et qui est rattachée à une sonnerie déposée sur la table de chevet, l'alerte personnelle qui est la plus répandue et qui consiste en une sonnerie que l'on épingle à la veste du pyjama, et un capteur installé entre deux culottes ou à l'intérieur d'un tampon absorbant jetable. Aussitôt que l'enfant commence à uriner, la sonnerie se déclenche. L'enfant réagit en contractant les muscles du plancher pelvien, ce qui interrompt le flux d'urine. L'enfant, maintenant éveillé, peut donc se lever et se rendre aux toilettes pour terminer de vider sa vessie.

L'évolution du traitement est minutieusement suivie sur un écran de contrôle à l'aide de graphiques qui indiquent le nombre de nuits avec ou sans épisodes d'énurésie, les moments où la sonnerie a été déclenchée et si l'enfant s'est levé ou non. Après quelques semaines, l'enfant se réveille automatiquement avant que la sonnerie se déclenche ou commence à dormir toute la nuit sans qu'il ait besoin de vider sa vessie.

Dispositifs d'alerte en cas d'énurésie

Il existe deux types de dispositifs d'alerte : une alerte que l'on place sous les draps ou une alerte que l'on porte sur soi. Lorsque l'enfant commence à uriner, la sonnerie s'active, éveillant l'enfant qui doit alors se lever et se rendre aux toilettes.

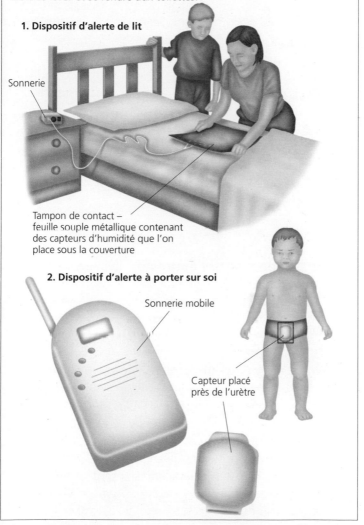

1. Dispositif d'alerte de lit

Sonnerie

Tampon de contact –
feuille souple métallique contenant
des capteurs d'humidité que l'on
place sous la couverture

2. Dispositif d'alerte à porter sur soi

Sonnerie mobile

Capteur placé
près de l'urètre

Les problèmes rencontrés avec l'utilisation des dispositifs d'alerte

Ces dispositifs mettent jusqu'à 16 semaines avant de faire effet. Si vous avez des inquiétudes ou des questions, discutez-en avec votre médecin ou avec le spécialiste qui pourront vous renseigner sur la meilleure marche à suivre. La liste qui suit est un résumé des problèmes qui peuvent se poser avec l'utilisation des dispositifs d'alerte :

- De piètres résultats – même après 16 semaines d'utilisation
- L'enfant ne se réveille pas lorsque la sonnerie se déclenche
- Des fausses alertes (par exemple, la sonnerie est déclenchée par la transpiration)
- La sonnerie ne se déclenche pas
- L'enfant est incapable de se retenir une fois qu'il commence à uriner

Médicaments pour l'énurésie

La desmopressine, un médicament prescrit par le médecin qui porte le nom de Desmotabs ou Desmospray est la version synthétique de l'arginine vasopressine (AVP). Cette hormone synthétique a pour effet de réduire la quantité d'urine produite au cours de la nuit. Ce médicament est efficace dans environ 80 pour cent des cas.

Le traitement par médication est plus efficace pour les enfants qui produisent de larges volumes d'urine au cours de la nuit, font pipi au lit de temps à autre et au cours des premières heures de sommeil.

On peut utiliser les médicaments tant que le problème n'est pas réglé, mais il est important qu'à tous les trois mois, l'enfant ait une semaine de relâche, sans médicament, pour vérifier s'il est devenu propre et n'aurait plus besoin, conséquemment, de prendre des médicaments.

Ces médicaments, bien qu'assez rarement, peuvent causer des effets indésirables comme des maux de tête, des maux d'estomac et des nausées. Pour éviter ces problèmes, il est important que l'enfant réduise la quantité de liquide ingéré deux heures avant la prise du médicament et qu'il ne boive pas du tout durant la nuit.

Lorsque les enfants cessent de faire pipi au lit, leur estime de soi augmente et ils se sentent libres de participer aux activités sociales et bien sûr, leurs parents sont ravis.

POINTS CLÉS

■ Les infections urinaires sont habituellement causées par des bactéries provenant du gros intestin et qui envahissent la vessie.

■ Les infections urinaires peuvent se propager aux reins.

■ Certains enfants ont besoin des scanographes de leurs reins à la suite d'une infection urinaire pour vérifier la présence de cicatrices.

■ L'adoption de mesures simples aide à régler le problème de l'énurésie et plusieurs méthodes de traitements sont disponibles.

La peau

Les affections de la peau

Ce chapitre comprend les affections de la peau et des cheveux, d'origine virale et bactérienne, comme les verrues et l'impétigo, et traite aussi de l'eczéma et des infestations de poux de tête et de la gale.

L'anatomie de la peau

La peau est une structure extrêmement importante qui a d'importantes fonctions. Elle sert de barrière protectrice entre l'environnement et les organes internes. C'est un organe majeur des sens, et elle réagit au toucher, à la pression, à la douleur et à la température.

Les pigments de la peau filtrent les rayons ultraviolets nocifs. Lorsqu'elle est exposée à de basses températures, la circulation sanguine de la peau diminue aidant ainsi à conserver la chaleur du corps. Lorsqu'elle est exposée à de fortes chaleurs, la circulation sanguine augmente et la transpiration produite aide à rafraîchir le corps.

La structure de la peau

La peau se compose de trois couches : l'épiderme, le derme et l'hypoderme. La coupe transversale de la peau nous montre la structure de ces couches et le médaillon, la couche superficielle en détail. La peau nous protège des produits chimiques, des bactéries et des rayons nocifs du soleil, elle nous aide à maintenir la stabilité de la température du corps, empêche la déperdition de liquides et d'éléments essentiels de l'organisme.

Les cellules de la peau (kératinocytes) de l'épiderme remontent à la surface au fur et à mesure qu'elles vieillissent.

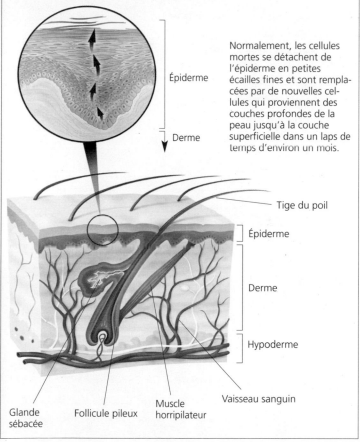

Épiderme

Derme

Normalement, les cellules mortes se détachent de l'épiderme en petites écailles fines et sont remplacées par de nouvelles cellules qui proviennent des couches profondes de la peau jusqu'à la couche superficielle dans un laps de temps d'environ un mois.

Tige du poil

Épiderme

Derme

Hypoderme

Vaisseau sanguin

Glande sébacée

Follicule pileux

Muscle horripilateur

La peau comprend deux couches :

1 L'épiderme, qui est la couche extérieure
2 Le derme, qui contient les vaisseaux sanguins, les glandes sébacées et les terminaisons nerveuses

Lorsque l'intégrité de la peau est entière, elle constitue une barrière extrêmement efficace contre les micro-organismes et les substances nocives, mais si la peau a été lésée de quelque façon que ce soit, elle ouvre la porte aux infections superficielles et aux infections plus graves comme les infections généralisées.

Impétigo

L'impétigo est une infection courante d'origine bactérienne qui affecte les adultes et les enfants. Les bactéries en cause sont des bactéries du genre staphylocoque ou streptocoque, qui peuvent vivre sur la peau sans causer de problème. Toutefois, lorsque ces bactéries pénètrent la peau à la faveur d'une lésion causée par une coupure, une zone de la peau atteinte d'eczéma ou d'un feu sauvage, elles provoquent ce que l'on appelle un impétigo.

L'impétigo est hautement contagieux et se propage par contact direct avec une personne infectée. Il se propage également par les serviettes et les débarbouillettes contaminées. Comme cette maladie est très contagieuse, les enfants qui font de l'impétigo ne devraient pas se rendre en garderie ou à l'école avant d'avoir pris des antibiotiques pendant au moins 48 heures.

Symptômes de l'impétigo

De petites vésicules remplies de liquide apparaissent sur la peau, vésicules qui éclatent facilement répandant un

Impétigo

L'impétigo est causé par des bactéries qui pénètrent la peau par une lésion et qui provoquent l'apparition de petites vésicules et de croûtes cutanées. L'impétigo apparaît souvent sur le visage et est très répandu chez les jeunes enfants. Le médaillon nous montre la peau atteinte d'impétigo.

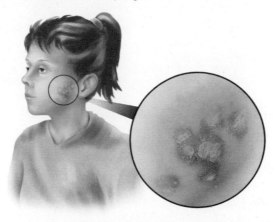

liquide jaunâtre. La peau devient rouge et suintante puis s'assèche pour former des croûtes de couleur miel. L'impétigo provoque un intense prurit sur la section de peau affectée et s'étend ensuite rapidement à d'autres parties du corps.

L'impétigo peut apparaître partout sur le corps, mais il s'attaque habituellement aux parties exposées de la peau du visage, surtout autour de la bouche, sur les mains et les genoux.

Traitement de l'impétigo

Amenez votre enfant chez le médecin parce que l'impétigo se soigne à l'aide d'une crème antibiotique qui ne s'obtient que sur ordonnance. On doit appliquer cette crème avec soin pour éviter de propager l'impétigo ailleurs sur le corps; il est important de bien se laver les mains après l'avoir appliquée. Une prise orale d'antibiotique s'avère souvent nécessaire.

Gardez les serviettes et les débarbouillettes de l'enfant atteint, à part. Demandez à votre enfant de ne pas toucher la région atteinte et dites-lui de se laver fréquemment les mains.

Verrues

Les verrues sont causées par un virus de la peau, extrêmement courant, bénin et souvent à guérison spontanée – le virus papillome humain dont il existe 70 types différents. Les verrues peuvent apparaître partout sur le corps, mais on les retrouve en général sur les mains et les pieds. Ce virus a probablement pénétré la peau par une lésion cutanée. Les virus envahissent alors les cellules de la peau et se mettent à proliférer avec le résultat que la peau en certains endroits s'élève, forme une boule, de texture rugueuse, parsemée de minuscules points noirs.

Les verrues plantaires se retrouvent sous la plante des pieds; comme elles sont constamment sous la pression du poids du corps, elles se forment à l'intérieur de la peau. Ces verrues peuvent être très douloureuses.

Les verrues sont-elles contagieuses?

La propagation de l'infection se fait par contact direct avec une personne infectée ou par le contact avec les pellicules de peau infectée qui tombent. Les verrues plantaires se contractent dans des endroits où les gens marchent pieds nus comme les douches communes et autour des piscines. Si le système immunitaire d'un individu est affaibli par la maladie, par exemple, cette personne court le risque de voir apparaître un grand nombre de verrues sur son corps.

Traitement des verrues

Les verrues sont inoffensives et disparaissent habituellement de façon spontanée au bout de quelques mois ou
de quelques années. Des études ont montré que les
deux tiers des verrues disparaissent sans traitement à
l'intérieur d'une période de moins de deux ans. Il existe
une foule de traitements disponibles en vente libre dans
les pharmacies.

Les traitements locaux que l'on applique directement
sur la verrue sont plus efficaces s'ils contiennent de
l'acide acétylsalicylique. Le traitement que l'on applique
tous les jours dure de 6 à 12 semaines. Tous les accessoires utilisés pour le traitement, comme la pierre ponce
dont on se sert pour se racler la peau épaisse, doivent
être conservés à part pour éviter la propagation du virus.

Si la verrue est toujours là après le traitement en vente
libre, consultez votre médecin qui vous proposera de l'en-
lever en la gelant, en la grattant ou en la brûlant. Malheureusement, les verrues sont parfois récurrentes.
Plusieurs autres traitements ont été utilisés pour se débarrasser des verrues, mais il n'existe que des confirmations
très limitées de leur efficacité.

Molluscum contagiosum

Le molluscum contagiosum est une autre infection virale
de la peau. Des petits boutons brillants, habituellement
regroupés en amas apparaissent sur le tronc et dans le
haut des bras et des jambes. Le virus se propage par
contact direct et est très fréquent chez les enfants.

Symptômes

L'affection commence avec l'apparition de petites protu-
bérances lisses et d'un blanc perlé, dotées au centre
d'une légère dépression.

Molluscum contagiosum

Une infection virale qui produit de multiples petits boutons, d'aspect brillant et de couleur perle. L'infection est inoffensive, mais très contagieuse.

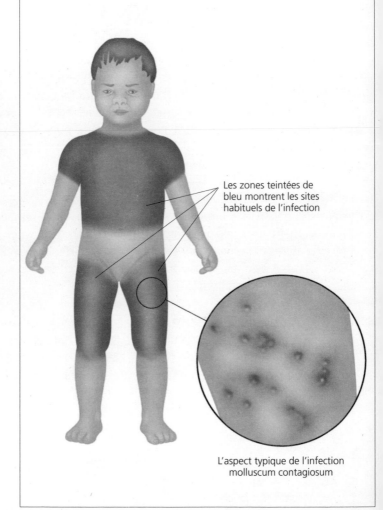

Les zones teintées de bleu montrent les sites habituels de l'infection

L'aspect typique de l'infection molluscum contagiosum

Les enfants ont tendance à gratter la région affectée, ce qui provoque des saignements et propage les virus aux régions avoisinantes du corps.

Le molluscum contagiosum est une infection bénigne qui se guérit toute seule sans traitement en moins d'un an.

Traitement du molluscum contagiosum

Les parents sont souvent inquiets de voir apparaître cette infection, mais il est préférable de laisser les boutons se résorber d'eux-mêmes sauf s'ils causent de l'inconfort.

Il est important de circonscrire la propagation de l'infection en demandant aux membres de la famille de n'utiliser que leur propre serviette et autres accessoires de toilette.

La gale

La gale est une infestation de la peau causée par des mites minuscules appelées sarcoptes, trop petites pour être vues à l'œil nu.

Ces mites se transmettent d'une personne à l'autre par contact physique étroit. Elles meurent rapidement si elles ne sont pas dans une atmosphère chaude et humide; la gale ne se transmet donc pas par les serviettes, les draps ou les vêtements.

Les mites de la gale creusent des sillons sous la peau et y pondent leurs œufs. Lorsque les larves éclosent et deviennent des mites adultes, leur salive et leurs déjections provoquent une réaction allergique. Les sites typiques de l'infestation se retrouvent entre les doigts ou aux poignets. L'infestation provoque des rougeurs diffuses sur le tronc, et les paumes des mains et les plantes des pieds des jeunes enfants peuvent être atteintes.

La gale est très courante, on estime à 300 millions les cas à travers le monde, mais elle affecte surtout les gens des pays en voie de développement. Dans les pays développés, on la retrouve surtout dans les institutions, dans les quartiers pauvres et dans les foyers surpeuplés.

Symptômes de la gale

Les premiers symptômes apparaissent quelques semaines après l'infestation et se manifestent par un prurit intense, qui empire la nuit, et une éruption cutanée de taches rouges rosées ou beiges entre les doigts (à cause des sillons creusés par les mites). La démangeaison peut se manifester avant l'éruption cutanée et persiste souvent plusieurs semaines après le traitement.

Diagnostic

Les médecins en arrivent à diagnostiquer la gale en examinant l'éruption cutanée. Pour confirmer le diagnostic, des pellicules de la peau atteinte seront prélevées et examinées sous le microscope. Il existe deux formes de gale : la gale classique qui affecte les gens dotés d'un système immunitaire normal et la gale croûteuse qui affecte les gens immunodépressifs.

Traitement de la gale

La gale se traite avec une lotion insecticide spéciale que l'on applique directement sur la peau. Il est préférable que tous les gens qui vivent sous le même toit que l'enfant qui a la gale soient traités en même temps pour briser le cercle vicieux de la transmission.

Les préparations insecticides contiennent de la perméthrine ou du malathion; demandez à votre médecin ou à votre pharmacien laquelle vous devez utiliser. La lotion doit être appliquée sur tout le corps sauf la tête et vous

La gale

La gale est une infestation cutanée provoquée par des mites qui se manifeste par un prurit intense. Le cercle nous montre l'aspect que prend la gale et en insertion, on retrouve une photographie d'un sarcopte.

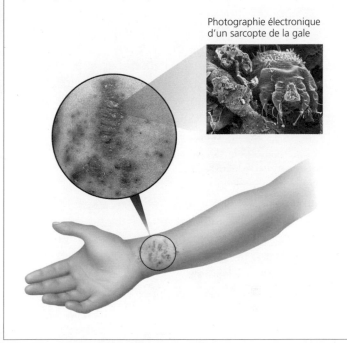

Photographie électronique
d'un sarcopte de la gale

devez attendre 24 heures avant de vous laver. Un seul traitement suffit généralement, mais avec certaines de ces lotions, vous devez répéter le traitement la semaine suivante.

Il est beaucoup plus difficile de se débarrasser de la gale croûtée. La lotion doit être appliquée partout sur le corps incluant le cuir chevelu, le visage et les oreilles. De plus, un deuxième traitement doit être appliqué trois jours plus tard, si nécessaire.

Eczéma

L'eczéma est très courant chez les enfants, mais peut affliger les gens de tout âge. L'eczéma est une inflammation de la peau. L'eczéma atopique est la forme la plus répandue. À l'échelle mondiale, l'eczéma affecte 12 à 25 pour cent des enfants. De ceux-là, 49 à 75 pour cent seront atteints avant l'âge de six mois et 80 à 90 pour cent avant l'âge de cinq ans. Il affecte également 10 à 15 pour cent des adultes. Beaucoup d'enfants cessent de faire de l'eczéma à l'adolescence.

Les perspectives de guérison pour les enfants eczémateux sont bonnes puisque la moitié d'entre eux qui ont fait de l'eczéma lorsqu'ils étaient bébés étaient complètement guéris vers l'âge de six ans. Environ 60 à 70 pour cent des enfants seront guéris à l'adolescence. Toutefois, des rechutes sont à craindre à l'âge adulte et ces crises d'eczéma sont souvent reliées au stress.

L'eczéma affecte souvent les membres d'une même famille et est étroitement lié à l'asthme et au rhume des foins. Certains ne souffrent que d'un ou deux de ces maux et d'autres, des trois.

Quelles sont les causes de l'eczéma ?

Le nombre d'enfants atteints d'eczéma a augmenté substantiellement depuis les 30 dernières années et on pense que le phénomène serait lié à des changements environnementaux et à de nouvelles habitudes de vie. L'eczéma résulte d'une combinaison d'une prédisposition génétique et de l'exposition à des allergènes environnementaux. Ces allergènes comprennent les acariens, les plumes, poils d'animaux, le gazon frais coupé, les pollens et certains aliments comme le lait de vache, les œufs, les noix et les fruits de mer.

Reconnaître l'eczéma atopique

L'érythème très prurigineux qui caractérise l'eczéma atopique apparaît la plupart du temps dans la petite enfance et disparaît au cours de l'enfance. Les médaillons montrent les sites les plus souvent atteints et l'aspect que prend l'érythème.

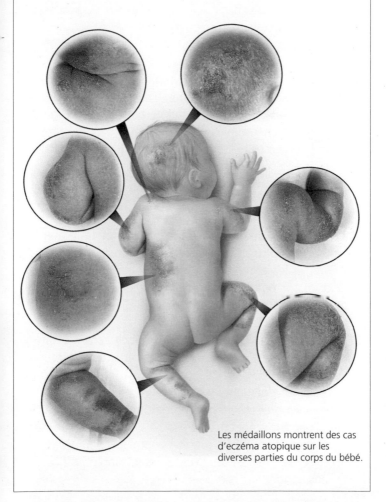

Les médaillons montrent des cas d'eczéma atopique sur les diverses parties du corps du bébé.

Quelles sont les parties du corps les plus affectées ?

L'eczéma atopique affecte surtout le visage, le cuir chevelu et l'arrière des oreilles des bébés; chez les enfants plus âgés, l'eczéma atopique se retrouve surtout dans les plis des articulations, comme l'arrière des genoux, les parties antérieures des coudes ainsi que sur les poignets, les chevilles et les paupières.

Symptômes de l'eczéma

Le problème commence souvent par une plaque de peau sèche qui pique. L'enfant se met à se gratter, ce qui provoque des lésions et de l'inflammation. La démangeaison devient encore plus intense, ce qui incite l'enfant à se gratter de plus belle. La peau devient boursouflée, des écoulements se produisent et des croûtes apparaissent. L'infection secondaire est fréquente.

Traitement médical de l'eczéma

Il n'existe pas de cure pour l'eczéma et les traitements visent donc plutôt à atténuer les symptômes. Il y a les crèmes et les émollients qui adoucissent la peau et les médications pour diminuer les démangeaisons.

Émollients

Ce sont des crèmes ou des huiles qui hydratent et protègent la peau, ayant pour effet de réduire l'inflammation et l'irritation.

Les émollients améliorent le niveau d'hydratation de la peau en prévenant la déperdition d'eau ou en retenant l'eau à l'intérieur de la peau. Ils doivent être utilisés tous les jours, au moins trois ou quatre fois par jour pour un effet maximal. Ce sont des produits simples, efficaces et sans danger.

Cycle de la démangeaison et du grattage

Le cycle de la démangeaison et du grattage empire l'eczéma. La peau eczémateuse s'abîme et devient enflammée en réaction à une irritation mineure. Ce qui incite l'enfant à frotter et à gratter la région affectée, empirant ainsi l'eczéma. Un cycle d'irritation (grattage), d'inflammation et de détérioration de l'eczéma s'installe.

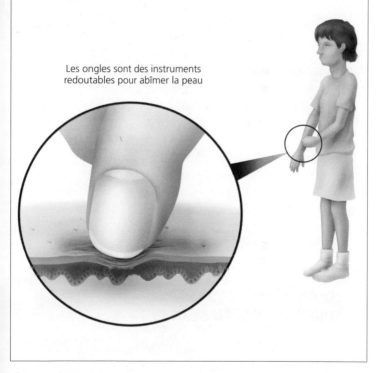

Les ongles sont des instruments redoutables pour abîmer la peau

Les émollients utilisés dans le soin des peaux eczémateuses ne contiennent la plupart du temps pas de parfum ni de lanoline. La plupart s'achètent en vente libre dans les pharmacies ou peuvent être prescrits par votre médecin.

Quel est le meilleur émollient?

Vous devrez en essayer quelques-uns pour trouver celui qui vous convient le mieux :

- Les onguents conviennent aux peaux très sèches et épaissies et ont pour effet de retenir l'humidité de la peau. Ils sont très gras et on les applique la nuit en général.

- Les crèmes s'utilisent le jour parce qu'elles sont facilement absorbées par la peau et qu'elles ne sont pas grasses comme les onguents. Elles apaisent les régions de la peau qui sont irritées.

- Les lotions sont beaucoup plus légères que les autres types d'hydratants et sont très faciles à appliquer. Elles ne sont toutefois pas très efficaces pour les peaux vraiment sèches.

- Les huiles de bain nettoient non seulement la peau, mais réduisent les risques d'infection en laissant sur la peau une fine couche d'huile qui emprisonne l'eau et empêche la peau de s'assécher.

N'utilisez pas de savon ordinaire pour laver les enfants qui font de l'eczéma, ces savons irritent la peau et la des-

QUELQUES MESURES DE SÉCURITÉ AU BAIN

Le risque de glisser dans l'eau de la baignoire à laquelle on a ajouté des émollients est très réel. Demandez aux enfants plus vieux d'éviter de se tenir debout dans la baignoire et soutenez les enfants plus jeunes d'une main ferme. Installez un tapis antidérapant dans la baignoire.

Nettoyez la baignoire après avoir utilisé des huiles parce que ces huiles rendent la baignoire très glissante et pourraient provoquer un accident.

sèchent. Servez-vous de substituts de savon. Vous devrez encore une fois en essayer plusieurs afin de trouver celui qui convient le mieux.

Antihistaminiques

Les médicaments qui contiennent un antihistaminique pour réduire les démangeaisons doivent être utilisés avec circonspection. Les antihistaminiques provoquent la somnolence chez l'enfant ce qui peut l'aider à mieux dormir la nuit. Ces médicaments doivent être administrés au moins une demi-heure avant que l'enfant se couche et de préférence avant 19 h pour que l'effet de somnolence se soit complètement dissipé le lendemain matin.

Bandages

On ne doit recouvrir les zones eczémateuses avec des bandages que sur l'avis du médecin et toujours sous supervision médicale. Les bandages empêchent l'enfant de se gratter et aident la peau à absorber les émollients. Ne pas utiliser de bandages si la peau est infectée.

Corticostéroïdes

Les crèmes contenant des corticostéroïdes sont d'usage courant pour soigner l'eczéma. Ces crèmes ont pour effet de diminuer l'inflammation de la peau. Elles ne doivent être appliquées qu'aux régions enflammées et jamais en même temps qu'un hydratant.

Les crèmes corticostéroïdes réduisent efficacement les symptômes de l'eczéma. Les démangeaisons et l'irritation de la peau diminuent rapidement après le début du traitement. Les crèmes corticostéroïdes se déclinent en plusieurs concentrations. On se sert en premier lieu des préparations de moindre concentration qui s'achètent

L'HEURE DU BAIN

Il existe une certaine controverse sur la valeur de donner un bain à un enfant eczémateux et si oui, combien de temps devrait-il durer et quels sont les meilleurs additifs. Les conseils suivants concernant le bain font l'objet d'un consensus :

- L'enfant ne devrait pas prendre un bain qui dure plus de 10 à 15 minutes.
- Assurez-vous que l'eau n'est pas trop chaude, car la chaleur favorise la démangeaison, surtout après un bain.
- Ajoutez un émollient à l'eau du bain en quantité généreuse.
- Si la peau ne présente pas de signes d'infection, d'écoulement ou de croûtes, votre pharmacien ou votre médecin pourraient vous conseiller d'ajouter un antiseptique à l'eau du bain; suivez bien les instructions.
- N'utilisez pas de savon ordinaire, de mousse pour le bain ou de gel pour la douche. Servez-vous d'un substitut de savon émollient et frottez-en délicatement la peau.

Lavage des cheveux
- Lavez les cheveux de votre enfant le moins possible.
- Lorsque l'eczéma est modéré, lorsqu'il n'affecte pas le cuir chevelu, utilisez un shampoing doux.
- Ne lui lavez pas les cheveux à l'heure du bain ou sinon, à la fin d'un bain très court, lorsqu'il n'y a pas trop d'émollients dans la baignoire.
- Rincez le cuir chevelu de façon à ce que le shampoing ne lui coule pas sur le corps ou le visage pour éviter d'irriter la peau.

Après le bain
Asséchez l'enfant en lui tapotant la peau à l'aide de la serviette; tout frottement risque de provoquer des démangeaisons. Attendez que le corps se soit rafraîchi un peu pour éviter que l'enfant ne transpire et appliquez ensuite un émollient et les autres traitements pour la peau.

en vente libre; celles en plus forte concentration ne sont disponibles que sur ordonnance.

Ces crèmes ne sont pas prescrites pour un usage à longue échéance, mais sont très utiles pour les moments de crises.

Les parents s'inquiètent parfois des effets indésirables des crèmes corticostéroïdes, mais si elles sont utilisées avec parcimonie, elles constituent un traitement de l'eczéma très efficace et sans danger.

Il semble que l'ajout d'antibiotiques à une crème corticostéroïde n'apporte rien de plus à l'efficacité de la crème. Mais il arrive qu'une crise aiguë d'eczéma s'associe quelquefois à une infection secondaire et dans ce cas, les antibiotiques s'imposent.

Traitements de médecine non conventionnelle de l'eczéma

Plusieurs personnes se tournent vers les traitements non conventionnels pour soigner leur eczéma, surtout si les traitements conventionnels n'ont pas eu les résultats escomptés. Il est préférable d'en parler d'abord à votre médecin qui pourra vous renseigner à ce sujet.

Les herbes chinoises sont devenues très populaires et semblent efficaces dans certains cas. Mais on rapporte également des cas de lésions au foie et aux reins et leur innocuité reste à démontrer.

Pour plus de renseignements sur l'eczéma, consultez le livre *Comprendre l'eczéma* de la collection Médecine familiale.

Poux de tête

Ce sont des insectes à six pattes, d'un brun grisâtre, qui vivent sur le cuir chevelu. L'infestation aux poux de tête est très courante, spécialement dans les garderies et

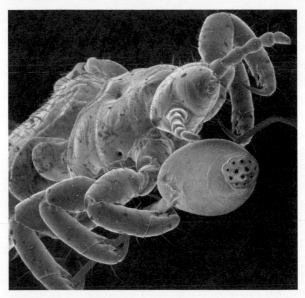

L'apparence typique d'un pou de tête sous microscope

dans les écoles primaires. Environ quatre enfants sur cent seront un jour ou l'autre affectés. Il semble que ces infestations deviennent de plus en plus courantes.

Propagation par contact direct

Les poux de tête se transmettent d'un individu à un autre par contact direct de la tête. Ils se propagent d'une tête à l'autre lorsque les têtes se touchent. Ils ne volent pas, ne sautent pas et ne nagent pas. Ils ne vivent que sur les êtres humains et ne s'attrapent donc pas des animaux.

Les filles sont plus souvent affectées que les garçons. Ce qui s'expliquerait par le fait que les filles ont plus tendance à se coller la tête sur celle de leur amie et qu'elles portent les cheveux plus longs, donnant ainsi le temps aux poux de marcher d'une tête à l'autre. Mais les adultes aussi attrapent des poux (surtout les enseignants et les parents).

Est-ce préférable d'avoir les cheveux courts et propres ?

Les poux n'ont pas de préférence pour les cheveux longs ou courts, propres ou sales. Le fait d'avoir une chevelure propre n'offre aucune protection en soi, mais le peignage et les lavages fréquents des cheveux permettent souvent une détection précoce des poux.

Les poux de tête sont très difficiles à voir sur une chevelure sèche et sont difficiles à détecter. Les poux ont une taille qui varie de la grosseur d'une tête d'épingle à celle d'une allumette. Ils causent souvent des démangeaisons mais pas toujours, surtout lorsque l'infestation est récente. Ils causent rarement d'autres symptômes.

Le cycle de vie d'un pou de tête

La femelle pond des œufs (communément appelés des lentes) dans des sacs fermement arrimés à la tige du cheveu. Les lentes sont très petites et très difficiles à retirer. Au départ les lentes sont de couleur terne mais une fois écloses, elles deviennent blanches et brillantes.

Les œufs prennent de 7 à 10 jours à éclore et 6 à 14 jours avant d'atteindre la maturité; les poux sont ensuite capables de se reproduire. Seuls les poux matures ont tendance à migrer d'une tête à l'autre. Ils se nourrissent en mordant le cuir chevelu et en suçant le sang de leur « hôte ». Leur durée de vie est d'environ trois semaines. La plupart des enfants qui ont des poux n'en ont que 10 ou moins sur la tête. Les poux peuvent être présents depuis quelques semaines avant que la démangeaison apparaisse.

Prévention

La meilleure façon pour les parents de prévenir les infestations est de vérifier régulièrement les têtes des enfants pour trouver et éradiquer les lentes avant qu'elles puissent se multiplier. C'est la détection au peigne fin.

Comme les lentes s'échappent rapidement du peigne lorsque les cheveux sont secs, lavez d'abord les cheveux, appliquez un démêlant (le passage du peigne dans les cheveux en sera facilité et les lentes seront plus aisément retirées). Lissez les cheveux avec un gros peigne avant de vous servir du peigne fin (voir page suivante).

La chevelure de tous les membres de la famille devra être examinée au peigne fin en une même séance et le traitement entrepris sans délai si vous trouvez le moindre pou.

Il est prouvé scientifiquement que le traitement chimique est la seule méthode qui soit efficace pour se débarrasser des poux. Toute la famille devra faire l'objet d'un examen si on a trouvé des lentes sur l'un de ses membres. Il est important aussi de vérifier la chevelure des adultes qui ont des contacts étroits avec l'enfant infesté, comme les grands-parents par exemple.

Rien ne prouve qu'un brossage quotidien des cheveux soit une méthode efficace pour éviter l'infestation de poux. Le professeur doit être averti que l'enfant a des poux.

Le fait d'attacher les cheveux longs semble être une mesure raisonnable pour éviter l'infestation des poux de tête, bien qu'il n'existe pas de preuve matérielle à cet effet.

Traitement des poux de tête

N'entreprenez le traitement que lorsqu'une lente a été découverte. Les lotions ne devraient pas être utilisées

DÉTECTION DES POUX DE TÊTE

L'examen complet et minutieux de la chevelure prend environ 10 à 15 minutes :

1 Assurez-vous que la chevelure est saturée de démêlant.
2 Lissez les cheveux à l'aide d'un gros peigne.
3 Une fois que la chevelure est parfaitement démêlée, passez-y le peigne fin à dents très rapprochées.

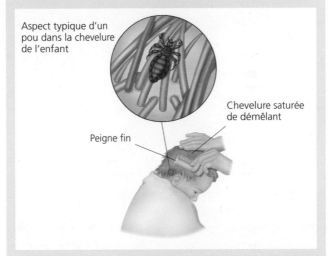

Aspect typique d'un pou dans la chevelure de l'enfant

Chevelure saturée de démêlant

Peigne fin

4 Commencez à la racine des cheveux jusqu'au bout des mèches et procédez par section.
5 Les dents du peigne fin doivent toucher la peau du cuir chevelu afin de bien s'insérer dans les racines des cheveux.
6 Passez le peigne fin jusqu'au bout des cheveux
7 Examinez les dents du peigne après chaque coup de peigne pour voir s'il y a des poux.
8 Répétez le processus jusqu'à ce que vous ayez examiné la chevelure au complet.
9 Refaites cet examen au moins une fois par semaine pour détecter la présence de poux avant qu'ils se multiplient.

« au cas où » ; il n'est jamais recommandé de se servir de produits chimiques inutilement.

- Tous ceux chez qui on a découvert des poux de tête doivent être traités en même temps pour éviter la réinfection.
- Servez-vous d'une lotion plutôt que d'un shampoing contre les poux.

Quelle est la lotion la plus efficace ?

Il y a trois groupes principaux de produits chimiques qui enrayent les poux de tête : les pyréthrinoïdes comme la phénothrine et la perméthrine, le malathion et le carbaryl.

Le carbaryl ne s'obtient que sur ordonnance médicale, mais les autres produits sont en vente libre en pharmacie. Quel que soit le traitement adopté, il est important de suivre les instructions à la lettre en s'assurant par exemple de laisser la lotion agir sur la chevelure le temps indiqué sur le mode d'emploi.

Certaines des lotions, mais pas toutes, sont capables d'éradiquer les œufs, il est donc essentiel de vérifier la présence de lentes 3 à 5 jours puis 10 à 12 jours plus tard. Si vous en trouvez, vous devrez appliquer la lotion de nouveau.

Certains poux de tête résistent à certains de ces traitements, bien que peu de poux de tête semblent résister au carbaryl. Si un traitement est inefficace, essayez un autre produit.

Solutions de rechange aux insecticides

Certains parents répugnent à mettre des insecticides dans les cheveux de leur enfant pour des raisons de sécurité et cherchent d'autres méthodes plus douces comme le retrait mécanique des poux à l'aide de peignes électroniques ou en utilisant des aérosols contre les poux de tête. Aucune preuve scientifique de l'efficacité de ces méthodes n'existe.

La méthode de l'écrasement des poux de tête

Cette méthode implique de retirer péniblement et soigneusement les poux de tête un à un en peignant les cheveux de votre enfant comme précédemment décrit. À la suite du peignage initial, cette procédure doit être répétée au bout de 4, 9 et 13 jours pour s'assurer que les œufs de lentes qui auraient éclos entre-temps soient éradiqués.

Les parents qui choisissent cette méthode doivent faire preuve d'une minutie extrême pour retirer tous les poux sans exception de la chevelure de l'enfant. Pour y arriver, vous devez utiliser beaucoup de démêlant pour lisser les cheveux et faciliter le retrait des poux.

Cette méthode ne convient pas aux infestations généralisées de poux, mais c'est une méthode très efficace de les détecter et dans les cas individuels, si les cheveux sont passés très minutieusement au peigne fin, cette méthode se révèle assez efficace.

POINTS CLÉS

■ L'impétigo est une maladie de la peau extrêmement contagieuse qui requiert un traitement aux antibiotiques.

■ Les verrues sont d'inoffensives infections virales et la plupart disparaissent spontanément en moins de deux ans; les traitements contenant de l'acide acétylsalicylique sont souvent bénéfiques.

■ La gale est une infestation causée par une mite et se traite efficacement à l'aide d'un insecticide.

■ L'eczéma atopique affecte 15 à 20 pour cent des enfants, mais 60 à 70 pour cent de ces enfants verront cette affection se résorber spontanément à l'adolescence.

■ Les poux de tête se propagent par contact direct de la tête. La meilleure forme de prévention consiste à examiner de façon ponctuelle la tête de l'enfant.

Éruptions cutanées et maladies infectieuses

Les infections infantiles courantes

Les jeunes enfants ont souvent des éruptions cutanées dont la plupart sont bénignes et disparaissent de façon spontanée. Elles sont causées par des infections d'origine virale et bactérienne et certaines de ces infections seront décrites au cours de ce chapitre.

Lorsqu'on parle d'infections infantiles courantes, le terme « temps d'incubation » revient souvent. Ce terme réfère au temps qui s'écoule entre l'époque de la contagion et l'apparition des premiers symptômes de la maladie.

Varicelle

La varicelle est une maladie infantile très commune causée par le virus de la varicelle-zona qui affecte principalement les enfants de moins de 10 ans. La maladie se propage par des gouttelettes libérées par les voies respiratoires supérieures des enfants infectés ou par contact direct avec le liquide contenu dans les vésicules. La maladie est souvent bénigne chez les enfants, mais peut être plus grave chez les adultes et les bébés.

La varicelle est redoutable pour ceux qui ont un système immunitaire affaibli comme ceux qui suivent des traitements contre le cancer.

La période d'incubation de la varicelle est de 10 à 21 jours, et la moyenne est habituellement de 15 jours. Les enfants atteints, qui sont par ailleurs en bonne santé, récupèrent en moins de 10 à 14 jours suivant l'apparition des symptômes.

Symptômes de la varicelle

L'éruption cutanée est souvent le premier signe de l'infection. Beaucoup d'enfants ne présenteront pas d'autres symptômes sauf une légère fièvre et des signes d'abattement.

D'autres seront très souffrants. Le rash caractéristique de la varicelle varie d'intensité ; certains enfants n'auront que quelques vésicules alors que d'autres seront couverts des pieds à la tête.

Vésicules de la varicelle

Elles apparaissent d'abord sur le tronc, puis au visage et finalement sur les bras et les jambes. Il y a habituellement plus de vésicules sur le tronc que partout ailleurs.

Les vésicules apparaissent d'abord sous forme de petits points rouges (papules), mais au bout de quelques heures, ces points rouges se gorgent de liquide et prennent l'apparence de petites cloques. Les vésicules sont extrêmement fragiles et le fait de les gratter (parce qu'elles sont extrêmement prurigineuses) les font rapidement éclater. Les vésicules mettent une journée ou deux à sécher avant de former des croûtes.

Varicelle

La varicelle est une infection virale qui se manifeste par une éruption de papules et de vésicules. Le virus se transmet par le contact avec les vésicules ou par les gouttelettes émises dans l'air par la toux et les éternuements des gens infectés.

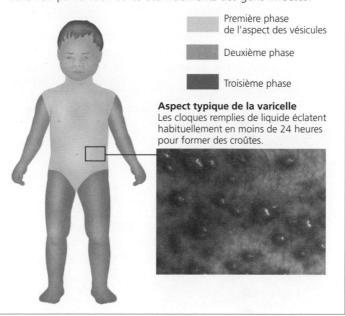

Première phase de l'aspect des vésicules

Deuxième phase

Troisième phase

Aspect typique de la varicelle
Les cloques remplies de liquide éclatent habituellement en moins de 24 heures pour former des croûtes.

Les petits boutons rouges de la varicelle apparaissent en grappe au bout de quelques jours et l'enfant demeure contagieux tant que la dernière croûte n'est pas tombée. La plupart des enfants se remettent vite de la varicelle, mais à cause de l'apparence disgracieuse de l'éruption et afin de réduire la propagation de la maladie, il est préférable de garder l'enfant à la maison durant environ deux semaines.

Les directives de santé publique recommandent que les enfants atteints de varicelle ne se présentent pas en classe pendant les cinq jours qui suivent les premiers symptômes de la maladie.

Complications possibles

Les complications sont rares. Le problème le plus courant est une infection secondaire d'origine bactérienne des boutons. C'est cette infection secondaire qui est responsable des cicatrices laissées par la varicelle. Très rarement, la varicelle mène à des complications comme la pneumonie, la méningite ou l'inflammation du muscle du cœur.

Le zona et la varicelle

Une fois qu'un enfant a attrapé la varicelle, le virus de la varicelle demeure en période de latence dans les cellules nerveuses. Si ce virus est réactivé plus tard au cours de l'existence, il provoque une maladie que l'on appelle zona.

La raison de cette réactivation est inconnue, mais les zonas se produisent souvent dans les périodes de stress ou de maladies. Le zona est contagieux et peut provoquer l'apparition de la varicelle chez une personne qui ne l'a jamais eue.

Traitement de la varicelle

Dans la plupart des cas, aucun traitement n'est requis, de simples mesures visant à diminuer la fièvre suffisent. Si les démangeaisons sont insupportables, demandez au médecin de vous prescrire un antihistaminique; si une infection secondaire bactérienne se déclare, un traitement aux antibiotiques s'impose.

Des bains d'eau fraîche contenant deux cuillérées à table de bicarbonate de soude aident à soulager les démangeaisons. De la calamine appliquée sur les boutons aide aussi à soulager les démangeaisons.

Oreillons

Les oreillons sont une infection virale des glandes parotides (salivaires) qui sont situées au-dessous et à l'avant des oreilles (voir page 150). Le virus se propage d'une personne à l'autre par les gouttelettes répandues dans l'air à la faveur de toux ou d'éternuements par la personne infectée et la maladie a un temps d'incubation d'environ 18 jours.

Le virus cause l'inflammation et l'enflure de l'une ou des deux glandes parotides. L'enfant se plaindra d'une douleur à l'angle de la mâchoire du côté affecté du visage. Manger et boire empire la douleur. L'enfant peut faire de la fièvre et se sentir souffrant. Dans certains cas, les autres glandes salivaires, les glandes sous-maxillaires, sont aussi infectées et la douleur est ressentie sous le menton. Les symptômes perdurent quelques jours.

Si un garçon attrape les oreillons après sa puberté, il a une chance sur quatre de développer une inflammation du testicule connue sous le nom d'orchite. Cette affection ne touche en général qu'un testicule, mais si les deux sont atteints, il court le risque (faible) de devenir stérile. Les filles peuvent être affectées d'une inflammation similaire des ovaires.

L'une des rares complications des oreillons comprend la pancréatite (inflammation du pancréas) et la méningite (inflammation des couches entourant le cerveau, voir page 156).

Traitement des oreillons

Il n'existe pas de traitement spécifique. Toutefois, les enfants doivent boire beaucoup d'eau et prendre des analgésiques comme le paracétamol. Il vaut mieux éviter de donner des jus de fruits aux enfants parce que ces derniers augmentent la salivation, donc la douleur.

Vaccin ROR

Par le passé, les oreillons étaient une maladie très fréquente chez les enfants, mais depuis l'introduction d'un vaccin efficace, le vaccin ROR (vaccin contre la rougeole, les oreillons et la rubéole), cette maladie est devenue relativement rare. Malheureusement, depuis quelques années, l'inoculation du ROR a chuté alors que des articles dans les journaux faisaient état d'un lien entre le vaccin et les maladies céliaques et l'autisme. Ces liens ont été infirmés ; il est donc à espérer que les parents feront à nouveau vacciner leurs enfants.

Oreillons

Les oreillons sont une infection d'origine virale qui était très répandue avant l'introduction de l'immunisation. Le virus se transmet par les gouttelettes disséminées dans l'air par la toux et les éternuements des gens infectés. Le virus provoque l'enflure des parotides, situées au-dessous et à l'avant des oreilles.

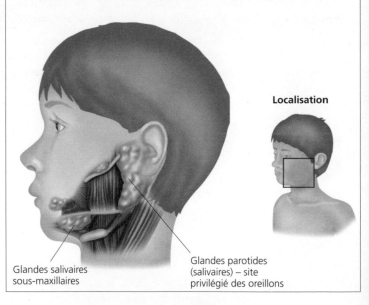

Localisation

Glandes salivaires
sous-maxillaires

Glandes parotides
(salivaires) – site
privilégié des oreillons

À la suite de cette diminution du nombre d'enfants vaccinés, il y a eu une recrudescence marquée des cas d'oreillons.

Rougeole

La rougeole, une maladie virale très infectieuse, est causée par le virus de la famille des *Paramyxoviridæ* (genre Morbillivirus). Cette maladie est devenue beaucoup moins fréquente dans les pays industrialisés depuis l'adoption du vaccin ROR. Toutefois, on estime qu'il y a 30 millions de nouveaux cas par année de rougeole à travers le monde et que la maladie est responsable d'un grand nombre de morts dans les pays en voie de développement. L'Organisation mondiale de la santé estime qu'en 2000, la rougeole a causé la mort de 770 000 personnes.

Propagation de la rougeole

Le virus de la rougeole se transmet par les gouttelettes disséminées dans l'air par la toux et les éternuements des personnes infectées. Les gouttelettes peuvent survivre environ deux heures dans l'atmosphère d'un espace clos.

La rougeole se manifeste surtout dans les premiers six mois de l'année et son temps d'incubation est de 7 à 12 jours.

L'enfant qui a la rougeole est contagieux de un à deux jours avant l'éruption cutanée et environ cinq jours suivant cette éruption. S'il n'y a pas de complications, l'enfant se rétablit au bout de sept jours.

Symptômes de la rougeole

La rougeole commence habituellement comme un rhume ordinaire qui s'accompagne de fièvre, d'écoulements nasaux, d'yeux larmoyants et d'une toux sèche et spasmodique. Durant cette phase, qui dure environ trois ou quatre jours, de petites taches blanches, connues sous le nom de taches de Koplik, apparaissent à l'intérieur des joues. Ces taches sont caractéristiques de la rougeole et leur aspect rappelle des petits grains de sel entourés d'une région d'inflammation.

Au bout de quelques jours, l'éruption cutanée typique de la rougeole se manifeste, d'abord à l'arrière des oreilles et à la naissance des cheveux avant de se propager rapidement à tout le corps. La température de l'enfant s'élève et il devient de plus en plus souffrant.

L'éruption cutanée est d'une couleur rouge foncé et des taches isolées se rejoignent pour former l'aspect marbré bien distinctif de la rougeole. Les rougeurs deviennent de plus en plus foncées avant de prendre une coloration brun clair après deux ou trois jours. En guérissant, la peau de l'enfant se desquame.

Traitement de la rougeole

Dans la plupart des cas, le seul traitement requis est de prendre du repos, de boire beaucoup de liquide sans oublier la dose recommandée de paracétamol pour abaisser la température. Un traitement aux antibiotiques ne sera nécessaire que si une infection bactérienne secondaire se déclare – voir plus bas.

Complications possibles

Les complications les plus courantes de la rougeole sont les infections bactériennes secondaires de l'oreille moyenne, l'otite moyenne aiguë (voir page 32), la méningite (une affection qui requiert un traitement médical d'urgence – voir page 156) et la pneumonie.

Une autre complication très grave, l'encéphalite, l'inflammation du cerveau par le virus de la rougeole.

Rougeole

La rougeole est une maladie hautement infectieuse qui se transmet par voie aérienne. Cette maladie affecte habituellement les enfants, mais peut s'attraper à tout âge, et la forme adulte de la maladie est plus grave. Une fois que l'on a eu la rougeole, on est immunisé pour la vie.

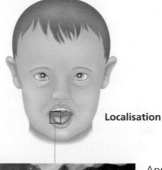

Localisation

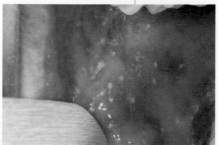

Apparence typique des taches de Koplik à l'intérieur des joues. Un des premiers signes de la rougeole.

Après trois à cinq jours, des rougeurs apparaissent qui bientôt recouvriront tout le corps.

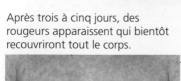

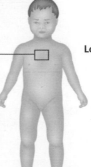

Localisation

Cette maladie, potentiellement mortelle, peut avoir d'importantes séquelles comme un affaiblissement des muscles et la paralysie.

Rubéole

La rubéole est une maladie infectieuse bénigne causée par le virus de la rubéole. Le virus se transmet par les gouttelettes disséminées dans l'air par la toux et les éternuements des personnes infectées. La période d'incubation est de 10 à 21 jours.

Cette maladie est moins courante dans les pays industrialisés à cause de l'immunisation généralisée.

Symptômes de la rubéole

Chez les enfants, la rubéole ne cause guère plus qu'une éruption cutanée qui débute derrière les oreilles et sur le front avant de se propager au tronc, aux bras et aux jambes. L'éruption est constituée de petites taches aplaties, minuscules de couleur rose et persiste pendant deux ou trois jours.

L'enfant peut faire un peu de fièvre mais c'est à peu près tout. Les ganglions lymphatiques à l'arrière du cou et des oreilles deviennent enflés et douloureux et les autres ganglions lymphatiques à travers le corps peuvent aussi être affectés. La plupart des enfants se rétablissent complètement au bout de 10 jours.

Traitement de la rubéole

Il n'existe pas de traitement spécifique. L'enfant doit simplement boire beaucoup de liquide et s'il est fiévreux, donnez-lui du paracétamol pour abaisser la température. Les enfants se rétablissent rapidement et complètement.

Rubéole

La rubéole se manifeste par une éruption cutanée légère. Toutefois, cette maladie peut causer de graves malformations au fœtus si la mère contracte la maladie au début de sa grossesse.

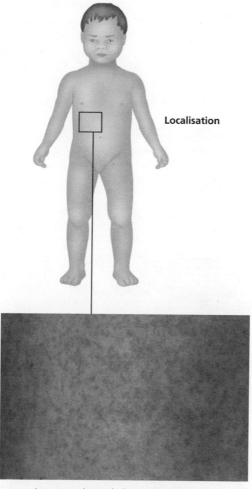

Localisation

Aspect typique de l'éruption cutanée
provoquée par la rubéole

GROSSESSE ET RUBÉOLE

Le virus de la rubéole est extrêmement nocif si une femme enceinte l'attrape au début de sa grossesse.

Le fœtus risque de naître avec plusieurs malformations ou anomalies; il peut souffrir de cécité, de surdité, d'une malformation congénitale du cœur ou d'une déficience intellectuelle.

Il est donc impérieux qu'un enfant qui a la rubéole soit éloigné des femmes enceintes ou qui espèrent le devenir.

Test pour femmes enceintes

Le fait d'avoir eu la rubéole immunise la personne pendant tout le reste de ses jours, donc un enfant qui a eu la rubéole ne devrait plus jamais l'avoir. Mais, il existe quelques exceptions à cette règle.

Une femme qui planifie une grossesse dans un avenir rapproché peut demander à passer un test de sang pour savoir si elle possède les anticorps de la rubéole.

Si le test s'avère négatif, elle devra recevoir un vaccin contre la rubéole avant d'être enceinte et après l'avoir reçu, elle devra attendre un mois avant de devenir enceinte. Tous les experts recommandent cette approche prudente.

Complications possibles

La seule complication, d'une incidence très rare, est une inflammation temporaire de plusieurs articulations qui deviennent enflées et douloureuses et que l'on appelle la polyarthrite.

Méningite

Cette infection est l'une des plus graves parmi les maladies infantiles et celle qui inquiète le plus les parents. La méningite est l'inflammation d'une couche spéciale qui entoure le cerveau et la moelle épinière, les méninges.

Tout le monde peut être atteint de méningite, mais certains groupes sont plus à risque :

- Les enfants de moins de cinq ans
- Les adolescents
- Les jeunes adultes
- Les personnes âgées

La méningite est la plupart du temps causée par des virus ou des bactéries, mais dans les pays chauds, elle peut être causée par des parasites.

Méningite virale

Ce type de méningite est plus courant que la méningite bactérienne et beaucoup moins grave. Elle est très répandue chez les jeunes adultes et peut être causée par plusieurs virus différents.

Les virus les plus souvent en cause sont les virus coxsackie et les échovirus, mais la méningite résulte aussi des complications de la rougeole, de la polio, de l'herpès simplex et de la varicelle. Ces virus se propagent par la toux et les éternuements, une hygiène déficiente, par exemple, le fait de ne pas se laver les mains après être allé aux toilettes. La période d'incubation d'une méningite virale peut atteindre trois semaines.

Traitement de la méningite virale

Les antibiotiques n'étant pas efficaces contre les virus (voir page 9), le traitement consiste donc à fournir de bons soins infirmiers à la personne atteinte.

En général, les enfants se rétablissent complètement au bout de deux semaines. La méningite virale peut

COMPRENDRE LES MALADIES INFANTILES

toutefois provoquer une lassitude et quelquefois une légère dépression qui dure des semaines voire des mois.

Méningite bactérienne

Ce type de méningite est assez rare, mais elle peut être très grave. Les bactéries les plus souvent en cause sont les méningocoques et les pneumocoques.

Par le passé, une autre bactérie *Hæmophilus influenzæ* de type b était responsable des deux tiers des cas de méningites bactérienne, mais depuis l'introduction du vaccin Hib en 1992, les cas de méningites dus à cette bactérie sont devenus très rares.

Programme d'immunisation contre la méningite

Le vaccin Hib est administré aux bébés en trois doses lorsqu'ils sont âgés de deux, trois et quatre mois et reçoivent un rappel à l'âge d'un an. Il existe plusieurs groupes de méningocoques : les méningocoques de types A, B, C, W135 et Y.

Les types A et Y causent rarement des maladies au Royaume-Uni tandis que le type B est responsable du plus grand nombre de cas. Jusqu'ici, il n'y a pas de vaccin efficace contre le type B, mais les scientifiques s'affairent à mettre au point un tel vaccin qui devrait être disponible bientôt.

Le vaccin contre le type C a été introduit en novembre 1999 et il est aujourd'hui administré en trois doses dans le cadre du programme de vaccination infantile. Le type W135 n'est responsable que d'un petit nombre de cas. L'immunisation contre le pneumocoque a été instaurée en 2006; le vaccin est administré en deux doses à l'âge de deux et quatre mois ainsi qu'un rappel vers l'âge de 13 mois.

Est-ce que la méningite bactérienne est contagieuse ?

La plupart des cas de méningites sont des cas isolés qui ne sont pas liés à d'autres cas. Le risque d'attraper la méningite de quelqu'un que vous venez de rencontrer est très faible. Le risque est un peu plus grand si vous demeurez sous le même toit.

Les bactéries méningocoques et pneumocoques sont très répandues et vivent normalement à l'arrière du nez et de la gorge. Être porteur de ces bactéries peut stimuler le système immunitaire et entre 10 et 25 pour cent de la population est porteuse des bactéries méningocoques.

Les bactéries se propagent par la toux, les éternuements et les baisers. Ces bactéries ne peuvent survivre très longtemps à l'extérieur du corps, elles ne peuvent donc pas s'attraper dans l'eau, les piscines ou les bâtiments. Une personne peut être porteuse de la bactérie sans jamais faire de méningite. Ce n'est que très rarement que les bactéries déjouent les défenses de l'organisme et provoquent la maladie.

La période d'incubation de la méningite bactérienne est de 2 à 10 jours. Plusieurs semaines voire plusieurs mois sont nécessaires pour se rétablir de cette maladie.

Septicémie et méningite

Si les bactéries pénètrent le flux sanguin et commencent à se multiplier, elles provoquent un empoisonnement du sang. Cette affection connue sous le nom de septicémie à méningocoques est extrêmement grave. Le nombre croissant de bactéries libère des toxines dans le flux sanguin qui endommagent les vaisseaux sanguins et les organes vitaux de l'organisme.

Les patients atteints de septicémie développent souvent, mais pas toujours, une éruption caractéristique qui apparaît sur une région ou une autre du corps et ressemble au début à de petites taches de sang qui augmentent graduellement de taille pour former éventuellement des plaques qui ressemblent à des ecchymoses. Pour déterminer si l'éruption est due à une septicémie, faites le test du verre (voir page 162).

Perspectives à long terme

À la suite d'une septicémie, les patients auront peut-être besoin de greffes de la peau et certains, d'amputations. Une personne sur dix succombe à la méningite bactérienne et un survivant sur sept souffrira de

SIGNES ET SYMPTÔMES DE LA MÉNINGITE

Ce qui inquiète le plus à propos de la méningite est la difficulté de la diagnostiquer, parce que les premiers symptômes ressemblent à s'y méprendre à ceux de la grippe. Ces symptômes apparaissent dans certains cas, au bout d'une journée ou deux et dans d'autres, en quelques heures seulement. Les symptômes n'apparaissent pas dans un ordre précis et certains peuvent ne pas apparaître du tout. Les symptômes d'une méningite chez un bébé diffèrent quelque peu de ceux d'un enfant plus vieux ou d'un adulte.

Symptômes chez les bébés
- Température élevée, fièvre, mains et pieds froids
- Vomissements et refus de s'alimenter
- Pleurs aigus et gémissements
- Expression hagarde, regard fixe
- Teint pâle, brouillé
- Dos arqué et le cou en rétraction vers l'arrière
- Le bébé peut être sans tonus musculaire, ne pas vouloir qu'on le prenne et être passablement maussade
- Le bébé est difficile à éveiller ou léthargique

séquelles telles que la surdité, l'épilepsie ou des lésions au cerveau.

La méningite provoque aussi des problèmes à long terme comme une fatigue généralisée, des problèmes de comportements, par exemple, les enfants oublient les compétences qu'ils viennent d'acquérir, des maux de tête et un sommeil perturbé.

Traitement de la méningite bactérienne
Toute personne atteinte de méningite bactérienne nécessite de toute urgence une hospitalisation et des traitements aux antibiotiques. Un traitement précoce

- La fontanelle (endroit mou sur le sommet du crâne d'un bébé) est tendue ou saillante
- Éruption cutanée violacée causée par la septicémie

Symptômes chez les enfants et les adultes
- Température élevée, fièvre, mains et pieds froids
- Vomissements et parfois de la diarrhée
- Violents maux de tête
- Raideur du cou (incapable d'abaisser le menton vers la poitrine)
- Douleurs articulaires, musculaires et abdominales en cas de septicémie
- Aversion des lumières vives
- Somnolence
- Colères
- La personne peut être confuse et désorientée
- Éruption cutanée violacée causée par la septicémie

CONTACTEZ VOTRE MÉDECIN
Si votre enfant présente l'un de ces symptômes, appelez sans délai votre médecin. N'attendez pas que l'éruption apparaisse; l'éruption est souvent le dernier symptôme à apparaître et, dans plusieurs cas, n'apparaît pas du tout.

TEST DU VERRE

Pressez fermement la paroi d'un verre contre les taches sur la peau. Si l'éruption cutanée est causée par la septicémie, les taches ne disparaîtront pas sous la pression du verre. L'éruption est plus difficilement détectable sur une peau foncée et elle est plus décelable sur les parties plus claires de la peau comme la paume des mains ou la plante des pieds.

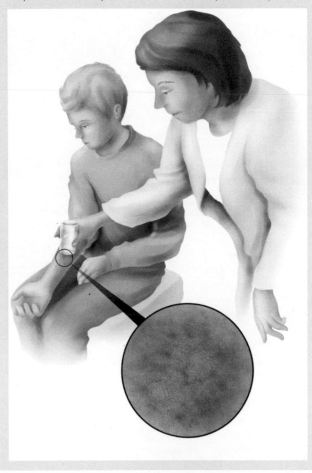

augmente les chances d'un rétablissement complet. Si vous n'arrivez pas à joindre votre médecin, appelez une ambulance sans tarder.

Prévention de la propagation de la méningite

À part la vaccination, il n'existe pas d'autre façon de se protéger contre la méningite. Toutefois, cette maladie n'est pas hautement infectieuse et seuls les amis proches et les membres de la famille du patient courent un risque significatif de l'attraper. Les personnes vivant sous le même toit que le patient ainsi que celles qui l'ont embrassé se verront prescrire un traitement aux antibiotiques. Les autres, comme les amis de l'école ou du collège, ne requièrent habituellement pas de traitement.

L'aspect le plus important de la prévention est de sensibiliser les gens aux signes et aux symptômes de la maladie et de réagir sans perdre de temps.

Il a été démontré que les enfants qui vivent dans un foyer où des gens fument ont plus de chances de contracter la méningite.

POINTS CLÉS

■ Plusieurs infections se manifestent par une éruption cutanée.

■ La période d'incubation est le temps qui s'écoule entre l'époque de la contagion et l'apparition des premiers symptômes de la maladie.

■ Les oreillons sont une infection virale des glandes parotides (salivaires).

■ Il est très important que tous les enfants soient vaccinés contre la rougeole, les oreillons et la rubéole (vaccin ROR).

■ La méningite est l'une des infections infantiles les plus graves, mais ses symptômes n'apparaissent pas dans un ordre précis.

■ Si vous soupçonnez que votre enfant a la méningite, n'attendez pas que l'éruption cutanée apparaisse parce que ce symptôme est souvent le dernier et le plus grave; les parents doivent sans délai appeler une ambulance.

Prévenir plutôt que guérir

Cet adage « prévenir plutôt que guérir » est l'un des meilleurs conseils qui soient. Il est entendu que vous ne pourrez pas empêcher votre enfant d'avoir à l'occasion un rhume, une grippe ou d'attraper une maladie plus sérieuse.

Vous pouvez toutefois diminuer le nombre d'infections qui affectent les enfants et les adultes en adoptant de meilleures habitudes de vie et en prenant quelques mesures simples de prévention comme de vous assurer que le programme d'immunisation de votre enfant a été complété.

Une alimentation saine

L'une des façons d'être en santé et de le demeurer est certainement de faire de bons choix alimentaires. En ayant vous-même une alimentation équilibrée, vous aiderez votre enfant à développer de bonnes habitudes alimentaires.

Une alimentation variée donne à l'enfant tous les nutriments dont il a besoin pour sa croissance et son développement et aide à réduire le risque de souffrir de maladies graves plus tard dans sa vie.

Les principes généraux d'une bonne alimentation sont les suivants :

- Manger à intervalles réguliers
- Manger beaucoup de fruits et de légumes – au moins cinq portions par jour
- Éviter les aliments trop salés et trop sucrés
- Manger moins d'aliments gras
- Pas d'alcool pour les enfants et réduire la consommation d'alcool des adultes
- Boire beaucoup d'eau

Combien d'aliments de chaque groupe alimentaire faut-il manger ?

Choisissez les aliments appartenant aux cinq groupes alimentaires dans les proportions indiquées plus bas.

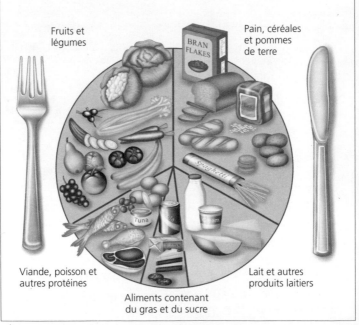

Fruits et légumes

Pain, céréales et pommes de terre

Viande, poisson et autres protéines

Lait et autres produits laitiers

Aliments contenant du gras et du sucre

- Prendre des repas qui contiennent un assemblage des groupes alimentaires reconnus ainsi que des vitamines et des minéraux

Les principaux groupes alimentaires

Groupe 1 : les glucides

Ce groupe comprend les aliments comme le pain, les céréales et les pommes de terre. Un aliment de ce groupe doit être consommé à chaque repas et doit occuper environ un tiers de l'assiette. Ils sont rassasiants, faibles en gras et fournissent de l'énergie.

Groupe 2 : les fruits et légumes

Il est recommandé de manger au moins cinq portions de ce groupe par jour. Comme la cuisson prolongée détruit les vitamines, il est donc préférable de manger les légumes crus ou cuits le plus rapidement possible en utilisant le moins d'eau possible. La cuisson à la vapeur, le pochage et la cuisson au micro-ondes sont toutes trois des méthodes de cuisson saines.

Groupe 3 : les protéines

On retrouve les protéines dans la viande, le poisson, les œufs, les légumineuses. Deux petites portions par jour sont habituellement suffisantes.

Groupe 4 : les produits laitiers

Bien que les adultes doivent restreindre leur consommation de gras, il n'en est rien pour les jeunes enfants. Il est important de se rappeler que les enfants de moins de deux ans doivent boire du lait entier et non du lait écrémé ou du lait partiellement écrémé comme on le recommande aux adultes. Si un enfant de moins de cinq ans a une alimentation qui laisse à désirer, on suggère de continuer à lui servir du lait entier.

Groupe 5 : les aliments qui contiennent du gras et du sucre

Vous devez manger le moins possible de ces aliments comme les croustilles, les biscuits, les gâteaux, les pâtisseries et les tartinades grasses.

Faire régulièrement de l'exercice

L'exercice pratiqué de façon régulière est la deuxième chose la plus importante à faire (la première étant une saine alimentation) pour s'assurer que toute votre famille garde la forme.

L'exercice est particulièrement vivifiant s'il est pratiqué au grand air. Beaucoup d'enfants passent de longues heures assis à regarder la télévision, des vidéos ou à jouer à des jeux d'ordinateur et passent très peu de temps à courir et à jouer à l'extérieur. Ce phénomène est responsable en partie du nombre sans cesse croissant de cas d'obésité chez les enfants.

L'inactivité physique est considérée aujourd'hui comme la cause la plus importante de la détérioration de la santé. Voici quelques exemples d'activité physique pour vos enfants :

- Marcher pour aller à l'école et en revenir
- Promenade dans le parc avoisinant
- Marcher pour faire ses emplettes
- Faire de la natation régulièrement, peut-être avec un groupe d'amis
- Faire de la bicyclette dans les parcs
- Faire partie d'une équipe de sport organisé comme une équipe de football

- Inscrire l'enfant à des classes de danse, de yoga, de gymnastique ou d'arts martiaux

Heures de sommeil suffisantes

Il est vital pour les jeunes enfants de se coucher à des heures régulières et de dormir suffisamment. Le nombre d'heures de sommeil requis diffère selon l'âge des enfants mais en général :

- Les nouveau-nés dorment 16,5 heures par jour
- Les bébés âgés de deux à trois mois, 15 heures par jour
- Les bébés âgés de six mois, 14,25 heures par jour
- Les bébés âgés d'un an, 13,5 heures par jour
- À l'âge de deux ans, les heures de sommeil sont de 13 heures par jour

Ce sont des moyennes et tous les enfants sont différents; il est important toutefois que les parents s'assurent que leurs enfants dorment suffisamment et qu'ils aient plutôt plus d'heures de sommeil que moins.

Un sommeil suffisant permet à l'enfant de donner sa pleine mesure sur le plan mental, affectif et physique, de combattre efficacement les infections et les maladies et de profiter pleinement de ses heures de veille.

Hygiène à la maison

La prévention des germes et des maladies dépend en grande partie de l'hygiène au foyer, exigez que tous les membres de votre famille se lavent les mains après être allés aux toilettes et avant de manger et qu'ils se lavent régulièrement.

Il est extrêmement important de ne pas fumer en présence d'un enfant parce que la fumée augmente le risque qu'il souffre d'infections des oreilles et des voies respiratoires ainsi que le risque de mort subite du nourrisson (voir encadré).

Sécurité à la maison – prévention des accidents

Les enfants doivent être en sécurité à la maison; les accidents au foyer sont la cause majeure des blessures des

SYNDROME DE MORT SUBITE DU NOURRISSON (SMSN)

Ce syndrome est la mort soudaine et inattendue d'un enfant âgé de moins d'un an; une mort dont la cause reste inexpliquée même en examinant les antécédents médicaux de l'enfant, en inspectant les lieux et en faisant une autopsie. Également connu sous le nom de mort au berceau parce qu'il se produit au cours de la nuit ou pendant que le bébé fait la sieste.

Réduire les risques de mort subite

L'incidence de la mort subite du nourrisson a décru depuis 10 ans. Bien que la cause de ces morts demeure inconnue, certains facteurs de risques ont été mis en lumière par des études cliniques. En suivant les simples consignes suivantes, vous diminuez le risque de mort subite de votre enfant :

- Placez l'enfant sur le dos pour dormir.
- Cessez de fumer durant la grossesse.
- Ne laissez personne fumer en présence du bébé et n'amenez pas votre bébé dans des endroits où l'on fume.
- L'enfant ne doit pas avoir trop chaud. En été le bébé n'aura besoin que d'un drap pour le couvrir. En hiver, deux ou trois couvertures suffisent pour le garder au chaud. Ne vous servez pas de duvets, de couvertures matelassées, d'enveloppes pour bébés, ni d'oreillers.
- Évitez de surchauffer la pièce du bébé, une température d'environ 18 °C (64,4 °F) est idéale.

jeunes enfants. Empoisonnements, chutes et noyades sont les accidents les plus courants. Tous les produits dangereux comme l'eau de Javel, les médicaments et les allumettes doivent être conservés sous clé.

Servez-vous des barrières de sécurité, des pare-feux et des caches pour les prises de courant afin de protéger votre enfant. Les petits accidents ne sont pas toujours

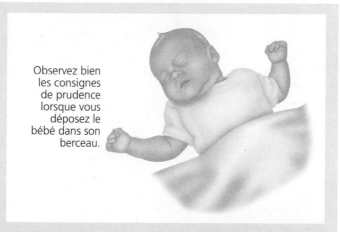

Observez bien les consignes de prudence lorsque vous déposez le bébé dans son berceau.

- Lorsque vous mettez le bébé au lit, sa tête doit être bien dégagée et ses pieds placés au pied du berceau afin d'empêcher le bébé de gigoter et de se retrouver sous les couvertures.
- Il est préférable que le bébé dorme dans son berceau et non dans le lit de ses parents. L'enfant qui dort avec ses parents court plus de risque de mort subite si vous ou votre conjoint êtes fumeur, avez récemment bu de l'alcool, pris des drogues ou des médicaments pour dormir ou êtes simplement très fatigué.
- Si le bébé semble souffrant, contactez sans délai votre médecin.
- L'endroit le plus sûr pour le bébé est de dormir dans un berceau placé dans votre chambre pendant les six premiers mois de son existence.

évitables, mais vous pouvez les minimiser en prenant quelques précautions bien simples.

Le suivi de vaccination de votre enfant

Il est de la plus haute importance de respecter les échéanciers de vaccination de votre enfant. La vaccination est la méthode la plus sûre et la plus efficace de protéger votre enfant contre les maladies graves et les infections.

La vaccination stimule les défenses naturelles de l'organisme et aide ce dernier à résister aux bactéries pathogènes avec lesquelles votre enfant pourrait entrer en contact dans le futur. En injectant le vaccin qui contient une forme modifiée ou inactive de l'agent infectieux, celui-ci vous immunise contre cet agent infectieux. Le vaccin stimule la production d'anticorps contre la maladie en question de telle sorte que si l'enfant est exposé à ces bactéries plus tard, il n'en sera pas affecté.

Comment administre-t-on les vaccins ?

La plupart des vaccins se donnent sous forme d'injections bien que quelques-uns comme celui de la polio s'administrent par voie orale. La plupart des vaccins requièrent plus d'une injection pour obtenir l'immunité complète.

Les principaux vaccins

Durant l'enfance, les enfants devraient être protégés contre le tétanos, la diphtérie, la coqueluche, la polio, la méningite de type C, la pneumonie à bacilles de Pfeiffer (Hib), la rougeole, les oreillons, la rubéole et l'infection pneumocoque.

Les risques de la vaccination

La vaccination a peu d'effets indésirables. Une rougeur et une enflure peuvent apparaître autour du site de l'injection, rien d'inquiétant. L'enfant peut faire un peu de fièvre et ne pas se sentir bien.

Les risques de réaction allergique sont rares et les professionnels de la santé qui administrent les injections sont au courant des signes et symptômes et savent ce qu'il faut faire si une telle réaction se manifeste.

Les risques encourus par la vaccination sont beaucoup moins élevés que ceux associés aux maladies en tant que telles.

Il existe très peu de raisons pour qu'un enfant ne soit pas vacciné. Les raisons pour lesquelles il vaut mieux ne pas administrer un vaccin parce qu'il pourrait perturber le système immunitaire de l'enfant sont les suivantes :

- L'enfant fait de la fièvre le jour où il doit être vacciné.
- L'enfant reçoit des traitements contre le cancer.
- L'enfant est malade et est sous médication.

Les voyages à l'étranger

L'adage qui dit que « vaut mieux prévenir que guérir » est encore plus vrai dans le contexte des voyages à l'étranger. Voyager à l'extérieur de l'Europe exige parfois un programme de vaccination pour les enfants comme pour les parents. Le programme de vaccination doit être planifié longtemps à l'avance parce que certains vaccins, comme celui contre la typhoïde, prennnent au moins un mois avant de devenir actifs dans l'organisme alors que d'autres requièrent plus qu'une injection.

Quels sont les vaccins exigés dans le pays de votre destination ?

Vous devez vérifier si le pays que vous comptez visiter comporte des risques de contracter des maladies comme la polio, la diphtérie, le tétanos, l'hépatite, le choléra,

PROGRAMME DE VACCINATION RECOMMANDÉ

Âge	Maladies
2 mois	Diphtérie, tétanos, scarlatine, polio et Hib, infection pneumocoque
3 mois	Diphtérie, tétanos, scarlatine, polio et Hib, méningite C
4 mois	Diphtérie, tétanos, scarlatine, polio et Hib, méningite C, infection pneumocoque
12 mois	Hib et méningite C
13 mois	Rougeole, oreillons et rubéole, infection pneumocoque
3 ans, 4 mois à 5 ans	Diphtérie, tétanos, scarlatine, polio, rougeole, oreillons et rubéole
13-18 ans	Tétanos, diphtérie et polio

la fièvre jaune et le paludisme. Votre médecin pourra vous renseigner sur les vaccins requis et les recommandations pour les pays que vous voulez visiter. Les médicaments et les vaccins requis pour la plupart des maladies tropicales sont généralement disponibles par l'entremise de votre médecin de famille.

Au cours du voyage

Si vous voyagez en avion, apportez des bonbons durs que votre enfant pourra sucer pour diminuer la pression

Vaccin

Vaccin DCT-polio-Hib et vaccin conjugué
pneumococcique (PVC)

DCT-polio-Hib et méningite C

DCT-polio-Hib, méningite C et PVC

Hib/mén C

ROR et PCV

DCT (vaccin diphtérique à titre élevé (D), tétanos et coqueluche acellulaire)/polio ou dCT (vaccin diphtérique à faible
titre (d), tétanos et coqueluche acellulaire)/polio et ROR

Td (tétanos et vaccin diphtérique à faible titre)/polio

de ses oreilles. N'oubliez pas d'apporter des livres et des
jeux pour qu'il trouve le temps moins long.

La maladie en pays étranger

Les indigestions, les empoisonnements alimentaires et
les gastroentérites demandent des soins médicaux si
les symptômes perdurent après 24 heures. L'enfant
malade doit boire beaucoup de liquide, surtout de l'eau
(voir page 95). Ne lui donnez pas de colas ou de jus
de fruit comme du jus de pomme; ces breuvages sucrés

ne feront qu'intensifier les symptômes et retarder son rétablissement.

Donnez-lui de l'eau embouteillée à moins d'être certain que l'eau locale est pure et sans danger.

POINTS CLÉS

■ Fournir une alimentation équilibrée est la meilleure façon de s'assurer que les enfants demeurent en santé.

■ L'exercice et le sommeil sont aussi très importants.

■ Le suivi du programme de vaccination de l'enfant est impérieux.

■ Vérifier les vaccins requis avant de partir en voyage.

■ L'incidence du syndrome de mort subite du nourrisson a décru dans les 10 dernières années, depuis l'introduction de nouvelles consignes.

Contenu de la pharmacie familiale

Il est très utile d'avoir en réserve à la maison quelques produits pharmaceutiques d'usage courant ainsi que des articles de premiers soins. Il est judicieux de garder une trousse de premiers soins dans l'auto.

Il est important de respecter ces quelques règles :

- Tous les médicaments doivent être conservés hors de la portée des enfants dans un cabinet verrouillé.
- N'utilisez jamais des médicaments dont la date de péremption est expirée.
- Lisez toujours attentivement les directives et donnez les doses suggérées selon l'âge de l'enfant.
- Débarrassez-vous correctement des médicaments périmés en les portant chez votre pharmacien. Ne les jetez jamais à la poubelle ni dans la toilette.
- Si votre enfant doit prendre des médicaments de façon régulière, assurez-vous d'avoir une réserve suffisante.

Pharmacie familiale

Une pharmacie familiale devrait contenir les articles suivants :

- Des analgésiques comme le paracétamol ou l'ibuprofène ainsi qu'une dosette (seringue orale ou cuillère)
- Des sachets d'une solution aqueuse de réhydratation comme le Dioralyte
- Des médicaments antidiarrhéiques (pour adultes seulement)
- Des laxatifs
- Un thermomètre – idéalement électronique
- Des médicaments pour les aigreurs d'estomac

Trousse de premiers soins

- Des sparadraps
- Des pansements en rouleaux – de gaze de coton ou bande Velpeau
- Des pansements triangulaires
- Des gants jetables
- Des ciseaux, une pince à épiler et des épingles de sûreté
- Une crème antiseptique
- Ainsi que de la crème solaire, des comprimés pour le mal des transports, des antihistaminiques, une crème pour les coups de soleil et un collyre pour les yeux

Vos pages

Nous avons inclus les pages ci-après en vue de vous aider à gérer votre maladie et son traitement.

Avant de fixer un rendez-vous avec votre médecin de famille, il serait utile de dresser une courte liste des questions que vous voulez poser et des choses que vous ne comprenez pas afin de ne rien oublier.

Certaines des sections peuvent ne pas s'appliquer à votre cas.

Soins de santé : personnes-ressources

Nom :

Titre :

Travail :

Tél. :

Nom :

Titre :

Travail :

Tél. :

Nom :

Titre :

Travail :

Tél. :

Nom :

Titre :

Travail :

Tél. :

Antécédents importants – maladies/ opérations/recherches/traitements

Événement	Mois	Année	Âge (alors)

Rendez-vous pour soins de santé

Nom :

Endroit :

Date :

Heure :

Tél. :

Nom :

Endroit :

Date :

Heure :

Tél. :

Nom :

Endroit :

Date :

Heure :

Tél. :

Nom :

Endroit :

Date :

Heure :

Tél. :

Rendez-vous pour soins de santé

Nom :

Endroit :

Date :

Heure :

Tél. :

Nom :

Endroit :

Date :

Heure :

Tél. :

Nom :

Endroit :

Date :

Heure :

Tél. :

Nom :

Endroit :

Date :

Heure :

Tél. :

Médicament(s) actuellement prescrit(s) par votre médecin

Nom du médicament :

Raison :

Dose et fréquence :

Début de l'ordonnance :

Fin de l'ordonnance :

Nom du médicament :

Raison :

Dose et fréquence :

Début de l'ordonnance :

Fin de l'ordonnance :

Nom du médicament :

Raison :

Dose et fréquence :

Début de l'ordonnance :

Fin de l'ordonnance :

Nom du médicament :

Raison :

Dose et fréquence :

Début de l'ordonnance :

Fin de l'ordonnance :

Autres médicaments/suppléments que vous prenez sans une ordonnance de votre médecin

Nom du médicament/traitement :

Raison :

Dose et fréquence :

Début de la prise :

Fin de la prise :

Nom du médicament/traitement :

Raison :

Dose et fréquence :

Début de la prise :

Fin de la prise :

Nom du médicament/traitement :

Raison :

Dose et fréquence :

Début de la prise :

Fin de la prise :

Nom du médicament/traitement :

Raison :

Dose et fréquence :

Début de la prise :

Fin de la prise :

Questions à poser lors des prochains rendez-vous

(Note : N'oubliez pas que le temps que peut vous consacrer votre
médecin est limité. Il est donc préférable d'éviter les longues listes
de questions.)

Questions à poser lors des prochains rendez-vous
(Note : N'oubliez pas que le temps que peut vous consacrer votre médecin est limité. Il est donc préférable d'éviter les longues listes de questions.)

Notes